轻松神经系统检查

Neurological Examination Made Easy

（第6版）

轻松神经系统检查

Neurological Examination Made Easy

（第 6 版）

Geraint Fuller 原著

袁 云 审

张 巍 俞 萌 译

北京大学医学出版社

QINGSONG SHENJING XITONG JIANCHA（DI 6 BAN）

图书在版编目（CIP）数据

轻松神经系统检查：第 6 版 /（英）杰兰特 · 弗勒（Geraint Fuller）原著；张巍，俞萌译 . —北京：北京大学医学出版社，2023.1
书名原文：Neurological Examination Made Easy，6th Edition
ISBN 978-7-5659-2754-6

Ⅰ. ①轻… Ⅱ . ①杰… ②张… ③俞… Ⅲ. ①神经系统疾病—诊疗 Ⅳ. ① R741

中国版本图书馆 CIP 数据核字（2022）第 178464 号

北京市版权局著作权合同登记号：图字：01-2022-4927

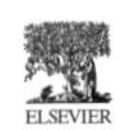

Elsevier (Singapore) Pte Ltd.
3 Killiney Road, #08-01 Winsland House I, Singapore 239519
Tel: (65) 6349-0200; Fax: (65) 6733-1817

First edition 1993, Second edition 1999, Third edition 2004, Fourth edition 2008, Fifth edition 2013, Sixth edition 2020
ISBN-13: 9780702076275

《轻松神经系统检查》（第 6 版）（张巍 俞萌 译）
ISBN: 978-7-5659-2754-6

轻松神经系统检查（第 6 版）

译　　者： 张　巍　俞　萌
出版发行： 北京大学医学出版社
地　　址：（100191）北京市海淀区学院路 38 号　北京大学医学部院内
电　　话： 发行部 010-82802230；图书邮购 010-82802495
网　　址： http://www.pumpress.com.cn
E-mail： booksale@bjmu.edu.cn
印　　刷： 北京信彩瑞禾印刷厂
经　　销： 新华书店
责任编辑： 畅晓燕　**责任校对：** 靳新强　**责任印制：** 李　啸
开　　本： 889 mm×1194 mm　1/32　**印张：** 8.75　**字数：** 230 千字
版　　次： 2023 年 1 月第 1 版　2023 年 1 月第 1 次印刷
书　　号： ISBN 978-7-5659-2754-6
定　　价： 58.00 元

目录

译者前言 vii
原著前言 ix
原著致谢 x
如何使用本书 xi
第 1 章　病史和检查 1
第 2 章　语言 12
第 3 章　精神状态和高级功能 23
第 4 章　步态 41
第 5 章　脑神经：总论 48
第 6 章　第 I 对脑神经：嗅神经 52
第 7 章　脑神经：眼 1——瞳孔、视力、视野 54
第 8 章　脑神经：眼 2——眼底 72
第 9 章　第 III、IV、VI 对脑神经：眼球运动 88
第 10 章　脑神经：眼球震颤 100
第 11 章　第 V 和 VII 对脑神经：面部 105
第 12 章　第 VIII 对脑神经：听神经 114

第 13 章　第Ⅸ、Ⅹ、Ⅻ对脑神经：口腔　119
第 14 章　第Ⅺ对脑神经：副神经　125
第 15 章　运动系统：总论　127
第 16 章　运动系统：肌张力　132
第 17 章　运动系统：上肢　136
第 18 章　运动系统：下肢　148
第 19 章　运动系统：反射　157
第 20 章　运动系统：检查所见与意义　167
第 21 章　感觉：总论　175
第 22 章　感觉：检查所见与意义　189
第 23 章　共济运动　195
第 24 章　异常运动　200
第 25 章　特殊体征和其他测试　211
第 26 章　自主神经系统　221
第 27 章　意识丧失或意识混乱患者　225
第 28 章　标准神经系统检查总结　244
第 29 章　通过临床考试　246

深入阅读书目和参考文献　260

索引　261

译者前言

神经系统功能具有高度的复杂性和多样性，迄今为止仍旧难以窥其全貌。基于神经系统解剖和病理生理学发展而来的神经系统检查法是医生评估患者神经系统状况的简明而实用的手段。一方面，许多神经系统疾病（尤其是发作性疾病）甚至可以单纯基于病史采集做出诊断；另一方面，即使在神经影像学技术快速发展的今天，仍旧存在诸多唯有神经系统检查才能提供的精准定位诊断信息。恰当的问诊和迅速高效的神经系统检查不仅是神经科医生所必须具备的基本功，也是不同级别神经病学专业医学生考试的重点。

神经系统检查在入门之初常常成为医学新人的拦路虎，青年医师和医学生们期待着一本兼具逻辑性、实用性且简明易读的神经系统检查用书，帮助大家对神经系统疾病的理解与掌握，架设起通往神经系统疾病诊断的桥梁，《轻松神经系统检查》一书恰好满足了这一需求。本书通过“怎样做”“检查所见”和“意义”三个部分完整呈现了神经系统检查框架，尤其是对单神经、神经根（丛）、一块（一组）肌肉检查法细节的描述成为本书一大特色，这在临床诊断中尤为实用，即使是高年资、各亚专业医生也可以作为工具书来使用。

《轻松神经系统检查》（*Neurological Examination Made Easy*）在 2004 年由我的老师北京大学第一医院神经内科袁云教授组织翻译了第 3 版，受到了神经内科医生和医学生的广泛认可。本次引进的第 6 版《轻松神经系统检查》仍由

Geraint Fuller 医生撰写，由我与俞萌医生翻译，袁云教授从头至尾审核了翻译的内容。除了内容做出相应更新外，对一些名词的翻译也遵从临床规范进行了修订。本书翻译中我们尽量保留了作者原有的行文风格，期待大家在享受其丰富而又翔实的内容的同时，也能从中领略到本书生动的语言和文化特色。

在本书即将付梓之时，也隆重致谢参与本书第 3 版翻译的所有人员——我的师长、同事以及师弟、师妹们，他们此前的出色工作在很大程度上推动了本书再版。

张　巍

2022 年 8 月 29 日于北京

原著前言

许多医学生与低年资医生认为神经系统检查极其复杂与困难（有时甚至令人畏惧！）。

这是因为他们发现记不住需要做什么，不太确定需要关注什么，并且不知道如何描述他们的发现以及不知道这些发现代表什么。

本书的目标是提供一个简单的框架，让医学生与低年资医生可以进行一套简明的神经系统检查。本书阐明了需要做什么，指出常见的问题与错误，以及可能的发现，并讨论这些发现的意义所在。

然而，正如不可能通过读一本书来学会开车一样，本书不可能取代常规的床旁教学与临床经验，同时我希望本书能促使你去面对患者。《轻松神经系统检查》的目的是为检查手法提供建议，从而确保临床发现是可靠的，并可以帮助分析检查所见，从而协助提出解剖或症候诊断。在尝试简化神经系统检查发现及其解释的过程中，不可避免地会出现并非所有可能的情形均被预期到。本书的设计旨在努力囊括最常见的临床情境，并警示可能的陷阱；但是尽管如此，可能仍会在某些情况下得出错误的结论。

神经病学是一门十分“临床”的学科，其核心的病史采集与神经系统检查技能仍是诊断过程中的关键，事实上许多神经科的诊断完全依赖于临床评估。获得这些技能需要花费一定的时间，但作为医生这是值得的，并且对患者十分有益。《轻松神经系统检查》将会为你学习神经系统检查所需要的技能建立扎实的基础，并引入如何解释这些发现的思维过程。

原著致谢

非常感谢我所有的老师，特别是 Roberto Guiloff 博士，是他把我引入神经病学领域。还要感谢 Charing Cross 和 Westminster 医学院的许多医学生，他们为该书的编写做了大量的准备工作，感谢对本书提出宝贵意见的同事。我也非常感激对前几版提出建设性意见的同学们（他们主要来自 Bristol 大学），以及年轻的医生和同事们，尤其是参与将本书翻译为其他语言的神经病学专家们。

在学习成为临床神经科医生和在写作本书的过程中，我拜读了许多教科书和科学文献，由于数量众多不再罗列。

本书献给 Cherith。

如何使用本书

本书重点介绍如何进行体格检查中的神经系统部分。每章的开头是一个简短的背景介绍及相关信息。接下来的部分将教您“怎样做”，无论是在直接可见的检查示例中还是存在异常表现时。异常表现将在“检查所见”部分描述，最后在“意义”的部分将解释这些发现，并提示可能的病理意义。

您首先要明白神经系统检查是被用来作为：

- 筛选性检查
- 研究性工具

当您检查一个您预计不会发现神经系统异常的患者时，可采取筛选性检查：例如，患者患有非神经系统疾病，或患者虽患有神经系统疾病，但没有躯体异常，如偏头痛或癫痫。当您在筛选性检查中发现患者有神经系统异常，或从病史中已经估计可能会有异常时，神经系统检查被用作研究性工具。检查目的是确定是否有异常，并明确这种异常情况的性质和范围，以及寻找相关的其他异常情况。

目前还没有最理想的神经系统检查技术。神经系统检查方法是逐渐发展起来的，在发展过程中逐渐形成传统的检查方法、传统的检查步骤以及传统的引出特定体征的方法。大多数神经科医生都形成一套自己的检查系统，与传统检查技术有所不同。多数有经验的神经科医生会根据患者病史的特点来调整他们的检查方法。其中的一些改变将会在本书中呈现，目的是为学生提供一个可通过他们自己的个人调整来逐渐充实的检查方法框架。

本书中，检查的每一部分都独立成章，便于描述和理解在检查的每一部分中发现的异常所见。但应把患者作为一个整体进行评估，需将各部分的检查放在一起，进行综合分析。

对检查所见的综合描述应当回答下列问题：（病变）在哪里或（综合征）是什么以及为什么（会发生）。

1. 解剖学（在哪里？）

查体发现可以用下面哪种情况来解释？

- 一个病灶
- 多个病灶
- 弥漫性病变

神经系统的哪个或哪些水平受累（图 0.1）？

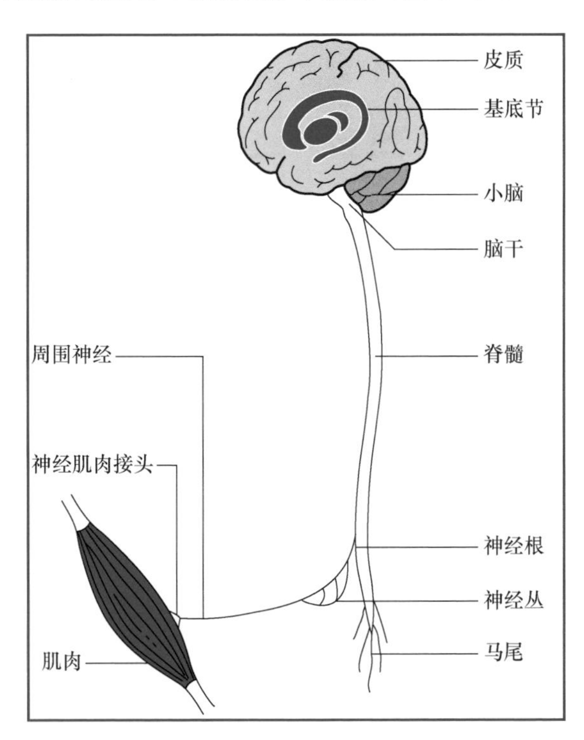

图 0.1 神经系统的不同水平

2. 症候学（是什么？）

临床发现是否能组成一个已知的临床综合征，例如帕金森综合征、运动神经元病、多发性硬化？

3. 病因学（为什么？）

当得出一个解剖学或症候学的综合分析结果后，考虑哪些病理过程可引起：

- 遗传性
- 先天性
- 感染性
- 炎症性
- 肿瘤性
- 退行性
- 外伤性
- 代谢性与中毒性
- 发作性（包括偏头痛和癫痫）
- 内分泌性
- 血管性

解释神经疾病的病史和综合分析神经系统检查所见需要临床经验和背景知识。本书无法提供这些内容。但是，通过运用本书，您将能够使用恰当的术语去描述大多数常见的神经系统异常改变，并开始对其进行综合分析和解释。

为了避免区分她或他的麻烦，假定本书中的检查者和患者均为男性。

脑神经将用其名称或者罗马数字来表示。

神经病学术语词汇表

神经病学术语也在发展中，有些术语被不同的神经科医生以不同的方式在应用。

下面是一些被用来描述神经系统不同水平病理表现的术语。

××病：指神经系统某一水平的异常，前面的字词代表这一水平。如下面提到的脑病，同样的情况也见于**××炎**。

××炎：指神经系统某一水平的炎症，如下面提到的脊髓炎。

脑病：脑的病变，可加形容词进一步细化，如局灶性或弥漫性、代谢性或中毒性。

脑炎：脑的炎症，可加形容词进一步细化，如局灶性或弥漫性；也可与其他术语合用表明合并疾病，如脑膜脑炎＝脑膜炎与脑炎。

脑膜炎：脑膜的炎症。

脊髓病：脊髓的病变，可通过加提示病因的词进一步细化，如放射性、压迫性。

脊髓炎：脊髓的炎症。

神经根病：神经根的病变。

神经丛病：神经丛的病变（臂丛或腰丛）。

周围神经病：周围神经的病变。通常加形容词进一步细化，如弥漫性或多灶性，感觉性、感觉运动性或运动性，以及急性或慢性。

多神经根病：许多神经根的病变。通常指近端神经损伤，区别于长度依赖性神经病变。

多神经病：与周围神经病相似的术语，但可用来区别于多神经根病。

单神经病：单个神经的病变。

肌病：肌肉的病变。

肌炎：肌肉的炎性疾病。

功能性：神经系统疾病并非由结构性病理改变所致，例如非器官性肌无力（常诊断为功能性神经系统疾病）以及更特异的精神病综合征，如癔症性转换障碍。

第1章

病史和检查

病史

病史在神经系统疾病评估中是最重要的部分。就像侦探能从目击者那里获得关于罪犯的最多信息而不是从犯罪现场的勘查中获得那样，神经科医生也能从病史中而不是查体中获得最多的可能的疾病病理信息。

问病史通常都从主诉开始。哪一部分病史最为重要根据不同的主诉有着明显的差异。下面列出了一些获取病史的要点。病史通常是以传统的方式获得，医生在听或者阅读病史的时候会知道接下来将被告知些什么事情。每个医生都会有自己的方式采集病史，其方式依据面对的临床问题而各异。本部分内容将根据通常情况下病史呈现的方式安排，但是需要知道，某些情况下病史的要素也可以不同的顺序获取。

许多神经科医师会将病史采集而不是神经系统检查作为他们独特的技能（尽管很明显两者均需要）。这一点表明了神经科病史采集的重要性，并反映出这是一个主动的过程，需要倾听、思考及反馈性提问，而不是简单地、被动地记笔记。现有的证据也表明不仅仅是患者所说的内容，包括他说话的方式都有可能对诊断有帮助（例如，诊断非痫性发作性疾病）。

神经系统病史

- 年龄、性别、利手、职业
- 现病史
- 神经系统筛查问题

- 既往史
- 用药史
- 家族史
- 社会史

基本背景信息

首先获得一些基本的背景信息，包括患者的年龄、性别、利手与职业（或曾经的职业）。

利手十分重要。几乎所有右利手个体的语言中枢均在左侧大脑半球，而 70% 的左利手或双利手个体的语言中枢在左侧大脑半球。

现病史

以开放性的提问开始，如“从头开始告诉我你的情况”或“发生了什么事？”。尽量让患者用自己的语言叙述病史而不要（或尽可能最少）打断。开始时患者可能需要一定的鼓励。患者常常会想要告诉你此刻正在发生的情况。而当你知道了是什么事件引起了目前的情况后，你会发现这些更容易理解。

在倾听病史的时候，尝试明确以下要点（图 1.1）：

- 主诉的性质。要确保你已理解了患者的描述。例如，头晕可能意味着眩晕（真正的旋转感）或头重脚轻感或头部飘忽感。当患者说视物模糊时，可能是指视物成双。一个有力弱但没有感觉异常的患者可以描述为肢体麻木。

> ✔ **提示** 最好获得特定事件的准确描述，尤其是最早的、最后的以及最严重的事件，而不是对于典型事件的笼统概述。

- 病程。病程可以告诉你疾病的进展速度（表 1.1 和图 1.2）。
  - 起病：疾病是怎么开始的？突发的、数秒钟、数分钟、数小时、数日、数周或数月？
  - 进展：持续性的还是间歇性的？好转、稳定还是进展（逐渐进展还是阶梯样进展）？在描述进展过程时，可能的情况下运用功能测定设备，例如跑步、行走、使用筷子、借助支架或助行器行走的能力。
- 模式：如果是间歇性的，持续时间与发作频率是多少？

> ✔ **提示**　思考如何描述病程、进行病史概括是有益的，因为使用的术语可能指向相关的潜在病理过程。例如，**突发**或**急性**提示血管性病变，**亚急性**提示炎症、感染或肿瘤，进行性提示肿瘤或退行性病变，**阶梯样**或**波折样**提示血管性病变或炎症，**复发-缓解**提示炎症。

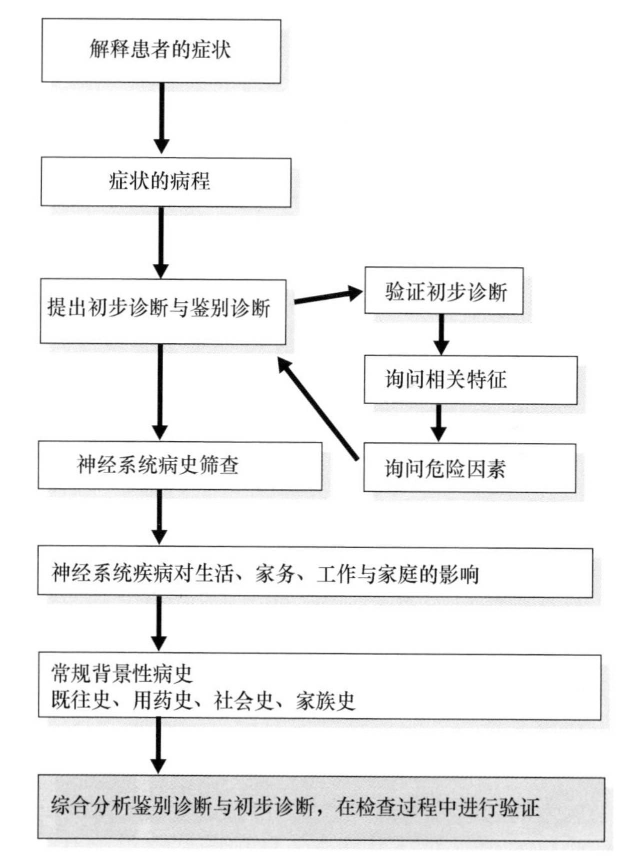

图1.1　流程图：现病史

表 1.1 一些示例显示病程如何提示病理过程

病程	病理过程
50 岁男性，右眼完全视力丧失	
突发并持续 1 min	血管性：视网膜血流受损，“一过性黑矇”
10 min 内发生并持续 20 min	偏头痛性
4 天内发生，6 周后改善	炎症性，视神经炎症，“视神经炎”
3 个月内进展	视神经压迫，可能由脑膜瘤所致
65 岁女性，左侧面部、上肢、下肢无力	
突发并持续 10 min	血管性： ● 短暂性脑缺血发作
10 min 内发生并持续至数日后	血管性： ● 卒中
4 周内发生	考虑硬膜下肿瘤
4 个月内发生	可能为肿瘤
自幼儿期持续至今	先天性

✔ **提示** 记住：当患者不能自己叙述所有事件或是由于其他原因（如语言问题）不能恰当地提供病史时，如果可能需要从其他人处获得病史，如亲属、朋友或甚至是路人。

如果你不能当面见到他们——通过电话联系他们！

还应当确定如下要素：

- 加重或缓解的因素。应记住一个主动提及的症状比直接提问获得的症状有价值得多。例如，患者极少会主动说其头痛在咳嗽或打喷嚏时加重，但当他们在没有诱导的时候这么说时提示颅内压增高。相反，许多紧张型头痛与偏头痛的患者如果直接问的话会说头痛在咳嗽和打喷嚏时加重。
- 此前的治疗和辅助检查。此前的治疗可能有效，也

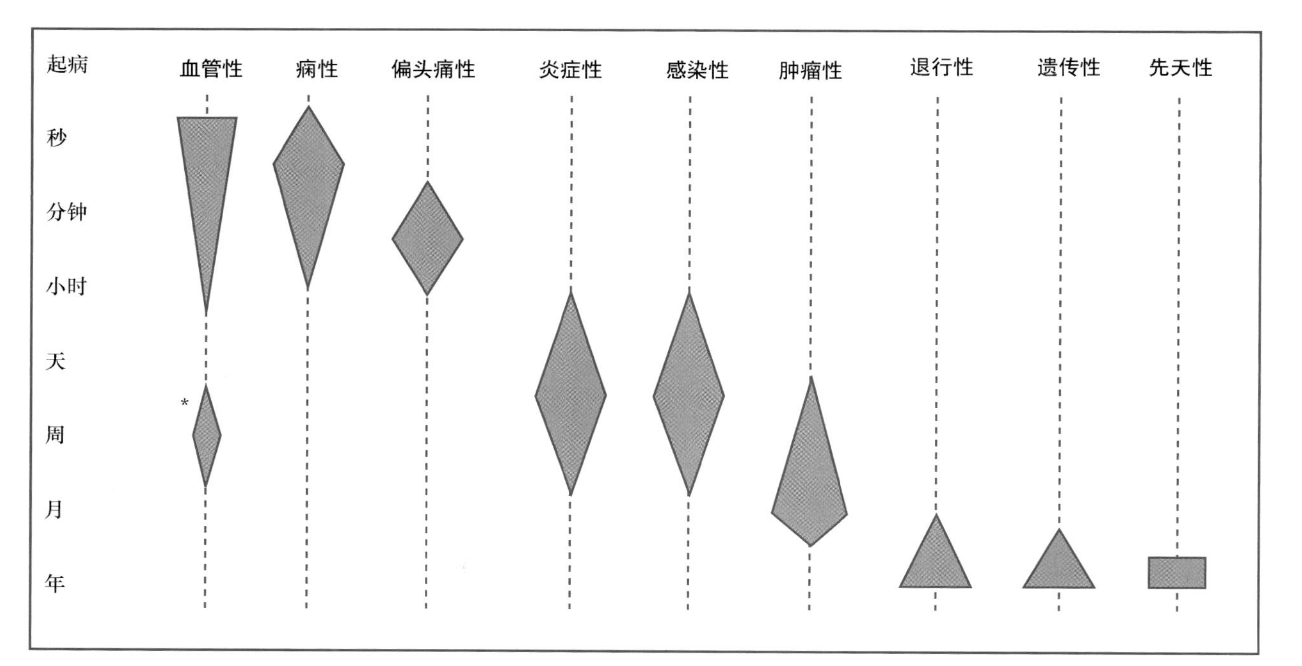

图 1.2　不同病理过程的进展速度。代谢性与内分泌性疾病的起病与代谢性或内分泌性疾病的起病速率相关。* 慢性硬膜下血肿所致迟发性血管病

可能产生不良反应。这些信息可能有助于规划进一步的治疗。

- 目前的神经系统状态。患者现在能做什么？确定当前可以从事正常日常活动的能力。阐明此点，需要对不同的问题分别对待（头痛会影响工作，但不影响行走）。可以考虑询问他们的工作、活动度（是否可以正常行走或损害的水平是哪里？），以及进食、洗漱及如厕的能力。
- 产生假设及验证。在倾听的同时，考虑什么可以导致患者的问题。这样可能会提示值得进一步明确的伴随疾病或加重因素。例如，如果患者的病史让你怀疑他有帕金森病，那么询问他书写情况，这一点可能在与大部分患者的交流中不会涉及。
- 筛查其他神经系统症状。确定患者是否有头痛、痉挛发作、晕倒、黑矇、发作性麻木、刺痛或力弱、括约肌障碍（尿或便失禁、尿潴留和便秘）或视觉症状，后者包括视物成双、视物模糊或失明。如果假设验证成功，则不会对出现上述症状感到惊讶。

常见错误

- 患者经常想要告诉你他们此前就医的情况，当时医生说过和做过什么，而不是描述患者个人的病情发展。这种情况通常会误导我们，所以应当慎重对待。如果这些信息对你有用，最好从相关的医生那里直接获取。多数患者能改变这种做法，提供他们的病史而不是就医经过。
- 你可能通过问一系列的问题来打断这一过程。若未能打断，患者在停止说话之前只会再说

1 ~ 2 min。先听一听，然后澄清你不理解的内容。

- 病史有时看起来没有什么意义。这种情况常发生于有语言、记忆或者注意力障碍的患者以及非器质性疾病的患者。需要考虑患者是否存在失语、抑郁、痴呆和癔症的可能。

✔ **提示**　总结患者病史的要点常很有帮助，从而可以确定你正确理解了他们的表述。这被称为“组块化及核对（chunking and checking）”。

常规病史

既往史

既往史对帮助理解病因或发现神经系统疾病相关因素非常重要。例如，高血压病史对于卒中患者很重要，糖尿病病史对周围神经病患者非常重要，既往癌症手术史的患者出现局灶性脑功能障碍提示可能有转移。

考虑患者所提供的任何诊断的基础很有帮助。例如，自称既往有癫痫病史的患者事实上可能并不是癫痫；而一旦接受了这一诊断，则极少会被质疑，患者可能会被不恰当地治疗。

用药史

很有必要确认服用过哪些处方药物及非处方药物。这也可以作为患者可能遗忘的疾病（高血压与哮喘）的提醒。药物也可以导致神经系统疾病——核对其不良反应通常是有意义的。

值得注意的是，许多女性并不把口服避孕药作为药物，这需要特别地询问。

家族史

许多神经系统疾病有遗传基础，因此详细的家族史对于诊断十分重要。即使家族中没有一个人被诊断为可能相关的神经系统疾病，亲属的信息仍是有帮助的。例如，思考一下以下“阴性”家族史情况：

- 患者没有同胞兄弟姐妹，父母均为独生子女，均因不相关情况（如外伤）于年轻时去世；
- 患者有7个健在的哥哥或姐姐以及父母健在（父母每个人均有4个健在的弟弟或妹妹）。

前一种情况可能有家族问题，但是家族史并没有提示有效信息；后一种情况很可能没有遗传问题。

在一些情况下，患者可能不愿意说出一些遗传疾病，如Huntington病。在另一些情况下，其他家系成员可能受累程度很轻。例如，在遗传性周围神经病中，一部分家系成员可能仅有高弓足而并不具有周围神经病表现，因此如果可能相关需要主动询问。

社会史

神经科的患者常有明显的残疾。对于这些患者，他们日常生活的环境、经济状况、家人以及社区照顾者对于他们的现状以及未来的照料都十分重要。

毒物暴露史

明确有无毒物暴露很重要，这里既包括烟、酒，也包括工业神经毒素。

系统性回顾

系统性回顾可能会发现一些线索，因为全身性内科疾病可能表现出神经系统症状。例如，动脉粥样硬化的患者可能有心绞痛和间歇性跛行，也可以出现脑血管病的症状。

患者对疾病的认知

询问患者他们认为哪里出了问题。当与他们讨论诊断的时候这会有帮助。如果他们的怀疑是正确的，那你就知道他们已经考虑了这个诊断的可能性。如果他们患的是其他疾病，这也有助于向他们解释为什么他们并未患有其所认为而且很可能特别在意的那一种疾病。例如，如果患者患有偏头痛，但却认为自己患有脑肿瘤，特别地和他们讨论两者的鉴别诊断将会是有帮助的。

其他内容？

临近病史采集的结尾时总是用一个开放性的问题——“你还有想告诉我的其他内容吗？”，从而确保患者有机会可以告诉你所有他们想要叙述的内容。

病史的综合分析与鉴别诊断

在进入体格检查前有必要至少在你脑中总结病史，并试着提出鉴别诊断。鉴别诊断的类型依据患者而各异，以下是一些例子：

- 患有垂腕的患者，你的主要问题在于这是桡神经麻痹、C7 神经根病，还是其他。
- 患有右侧运动迟缓的患者，你可能会考虑是否患有运动障碍，如帕金森病，还是上运动神经元性肌无力。

如果你在这个阶段考虑了鉴别诊断，你就可以确定运用体格检查来尝试提出诊断。

因此，思考一下病史所产生的鉴别诊断。思考在这些情况下可能会在体格检查中发现什么，然后确保你在检查过程中关注了这些可能性。

总而言之，仔细思考病史。

全身检查

全身检查可以为神经系统疾病的诊断提供重要线索。检查可以发现伴有神经系统并发症的系统性疾病（表1.2和图1.3）。

因此，完整的全身检查对于评估罹患神经系统疾病的患者十分重要。在一个意识障碍的患者中需要特别关注的征象将在第27章中讨论。

表1.2 伴有神经系统并发症的系统性疾病的检查发现

疾病	体征	神经系统情况
退行性疾病		
动脉粥样硬化	颈动脉杂音	卒中
心脏瓣膜疾病	心脏杂音	卒中
炎症性疾病		
类风湿关节炎	关节炎和类风湿结节	周围神经病
		颈髓压迫
内分泌疾病		
甲状腺功能减退	面容、皮肤和头发异常	小脑综合征
		肌病
糖尿病	视网膜损害、注射痕迹	周围神经病
肿瘤		
肺癌	胸腔积液	脑转移瘤
乳腺癌	乳腺肿块	脑转移瘤
皮肤疾病		
皮肌炎	向阳性皮疹	皮肌炎

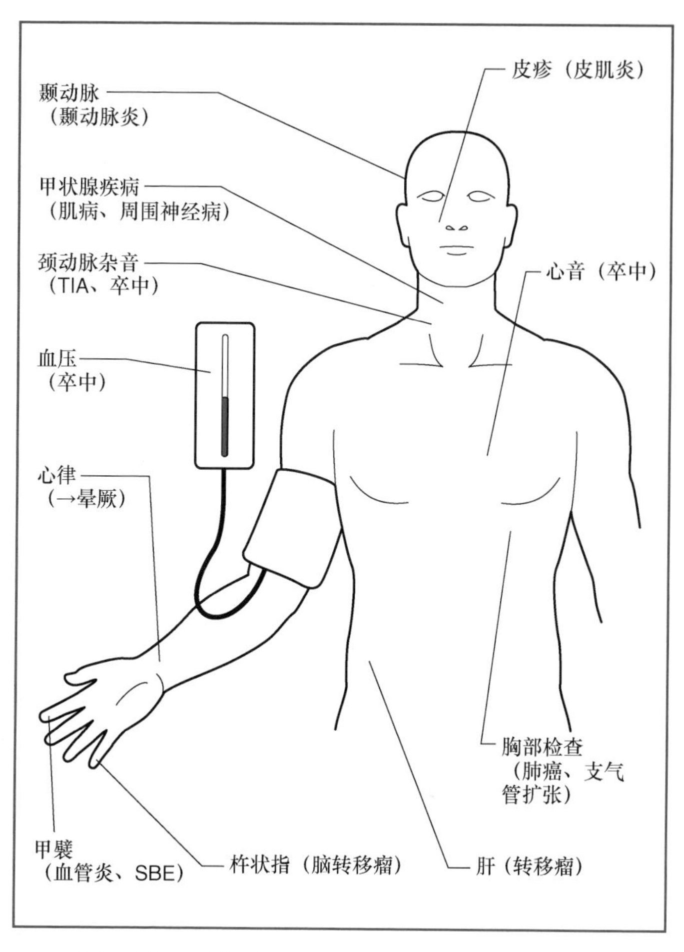

图 1.3　**神经系统相关的全身检查。**SBE，亚急性细菌性心内膜炎；TIA，短暂性脑缺血发作

第2章

语言

背景

语言的异常需要首先予以考虑，因为它可以干扰病史采集，干扰后续评估其他高级功能和进行其余检查的能力。

语言障碍可以反映为下列语言链中任一环节的异常。

环节	异常
听力	耳聋
理解 思考和找词	失语
发声	发声困难
语音	构音障碍

耳聋问题将在第12章介绍。

1. 失语

本书中失语（aphasia）一词被用来指所有的理解、思考和找词障碍。有些人用言语障碍（dysphasia）去指语言异常，而将失语一词指代语言缺乏。

失语有几种分类方法，每一种新的分类都带来一些新的术语。因此，有许多术语可能指代广义上类似的问题：

- Broca 失语＝表达性失语＝运动性失语
- Wernicke 失语＝接受性失语＝感觉性失语
- 名词性失语＝命名性失语

多数这些类型可以从失语的简单模型中推演出来（图 2.1）。在这个模式中，声音在 Wernicke 区被当作语言识别，之后与“概念区”联系，在此处词语的含义被理解。“概念区”再与 Broca 区联系，产生了语言的输出。Wernicke 区也通过弓状纤维与 Broca 区直接联系。这些区域都位于优势半球，将在以后描述。左侧大脑半球在右利手的患者和一些左利手患者中为优势半球，右侧大脑半球在一些左利手的患者中为优势半球。

下面几种失语形式与不同部位病变有关，用数字标出：

（1）**Wernicke 失语**——语言理解归纳障碍；言语流利，但没有语义（因为不能被自我校对）；无法复述。

（2）**Broca 失语**——保留语言的理解归纳能力，言语不流利，无法复述。

（3）**传导性失语**——无法复述，但语言理解归纳和表达正常。

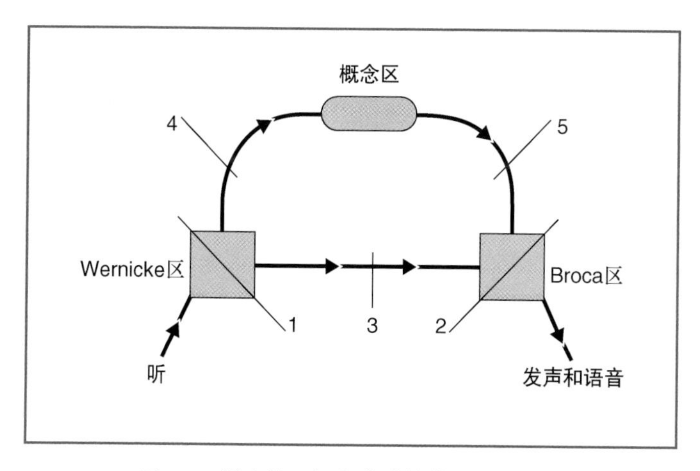

图 2.1　语言的理解和表达的简化模型

（4）**经皮质感觉性失语**——同（1），但保留语言复述能力。

（5）**经皮质运动性失语**——同（2），但保留语言复述能力。

读和写是语言的另一个方面，也可以包括在上面的模型中。如果这样，这个模式图将变得很复杂。

2. 发声困难

发出声音的障碍，可以是局部声带的疾病（如喉炎），也可以是迷走神经的神经支配异常所致，偶尔由心理障碍引起。

3. 构音障碍

语音的产生需要呼吸、声带、喉、上腭、舌头和嘴唇的协调运动。构音障碍可以反映出这些不同水平的异常。

上运动神经元的病变、锥体外系的病变（如帕金森病）和小脑的病变，均干扰了语音形成过程的整合功能，常影响到语音的节律。

一个或多个脑神经损伤往往可以导致产生某些语音成分特征的失真，但节律是正常的。

1. 失语

怎样做

语言障碍可以干扰或阻碍从患者那里采集病史。如果这样，**向他的亲戚或朋友询问病史**。

确认患者为**左利手或右利手**。

发现患者的**母语**。

评价理解功能

问患者一个简单问题：

- 你的名字叫什么？你的地址是哪里？
- 你（曾经）的工作是什么？准确描述一下你是做什么的。
- 你是哪里的人？

如果他看上去不理解上述提问：

- 再大声重复一遍。

检查理解功能

- 问几个问题，用**是或不是回答**：
  - 例如“这是钢笔吗？”（先展示其他物品，然后再展示钢笔）。
- 给一个简单指令：
  - 例如“张开嘴”或“用右手摸你的鼻子”。
- 如果患者正确执行，再给一些更复杂的指令：
  - 例如“用你的右手摸鼻子，然后摸左耳朵”。
- 明确患者理解了多少。

> ✔ **提示**　记住：如果患者有力弱，可能不能完成简单的指令。

评价自发语言

如果患者看上去能理解问话，但是不能说话：

- 问他是否找到正确的词很费力。在此情况下他经常点头或微笑，以表示他很高兴你已经明白他的病情。
- 如果不很严重，他可以缓慢地告诉你他的名字和地址。

问其他问题

例如，询问关于他的工作或他的病是怎么开始的。

- 语言是否流利?
- 用词是否正确?
- 是否用了**错词**（言语错乱）或者是否说一些**没有意义的难懂的话**（有时称作难懂性失语）?

评价找词能力和命名

- 让患者说出所有能想到的动物名字（正常＝1 min说出18～22个）。
- 让他说出所有能想到的以特定字母开始的词语，通常是"f"或"s"（异常＝1分钟每个字母少于12个）。
- 这些是找词测试。这个测试可以通过在确定的时间内数出物体的数目来定量分析。
- 让他说出放在他手里的一些熟悉物品的名字，如手表、表带、皮带扣、衬衫、领带、纽扣。从容易命名的物体开始，然后问较少使用的物品的名字以增加难度。

评价复述功能

- 让患者重复一个简单短语，如"太阳在照耀"，然后增加短语的复杂程度。

评价语言障碍的严重程度

- 失语是否影响社会交往能力?

进一步测试

测试阅读和书写

- 明确没有视力障碍，如果有，常需佩戴眼镜。
- 让患者：

- 读一个句子。
- 执行写在纸上的指令，如“闭上你的眼睛”。
- 写一个句子（首先确定没有阻碍他写作的运动障碍）。

- 阅读障碍＝阅读困难（dyslexia），书写障碍＝书写困难（dysgraphia）。

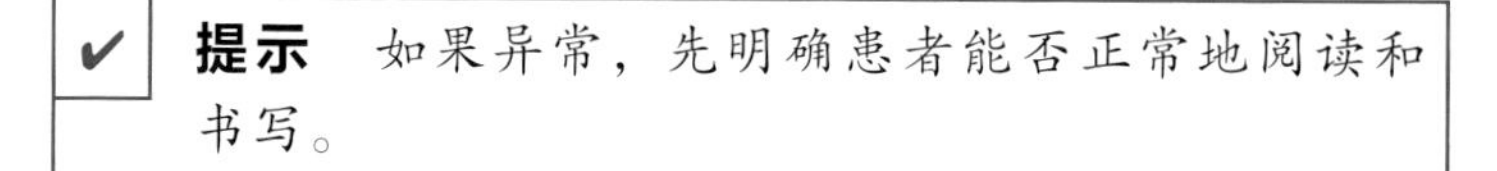

✔ **提示**　如果异常，先明确患者能否正常地阅读和书写。

检查所见

见图 2.2。

在继续检查之前，首先记录你的发现：例如“该患者有影响社会交往的非流利性完全性失语，主要是表达障碍，包括言语错乱和复述受损，伴随阅读困难和书写困难”。

意义

- **失语**：病变在优势半球（通常为左侧）。
- **完全性失语**：病变在优势半球，累及 Wernicke 区和 Broca 区（图 2.3）。
- **Wernicke 失语**：Wernicke 区病变（顶叶缘上回和颞叶上部）。可以合并视野缺损。
- **Broca 失语**：Broca 区病变（额下回）。可以合并偏瘫。
- **传导性失语**：弓状纤维病变。
- **经皮质感觉性失语**：顶枕区后部病变。
- **经皮质运动性失语**：Broca 区不完全病变。
- **命名性失语**：角回病变。

常见原因见第 40 页“局灶性病变”之下内容。

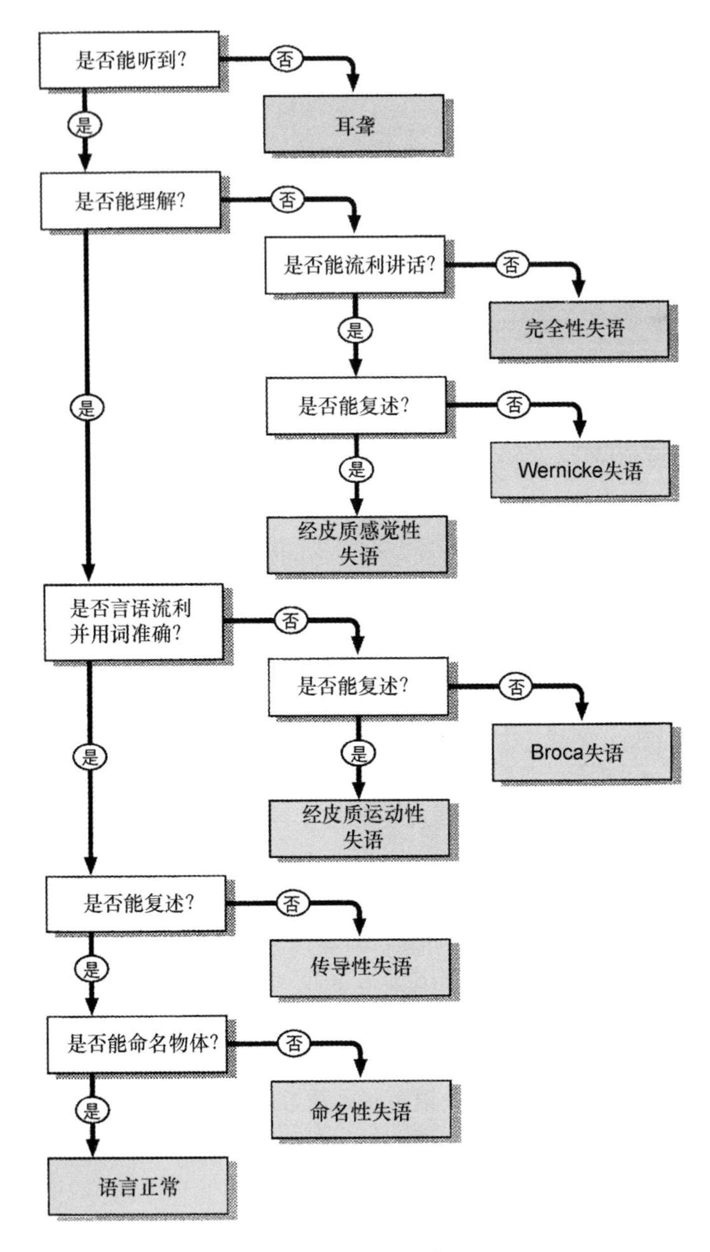
是否能听到?
否
耳聋
是
是否能理解?
否
是否能流利讲话?
否
完全性失语
是
是否能复述?
否
Wernicke失语
是
经皮质感觉性失语
是
是否言语流利并用词准确?
否
是否能复述?
否
Broca失语
是
经皮质运动性失语
是
是否能复述?
否
传导性失语
是
是否能命名物体?
否
命名性失语
是
语言正常

图 2.2　流程图：失语

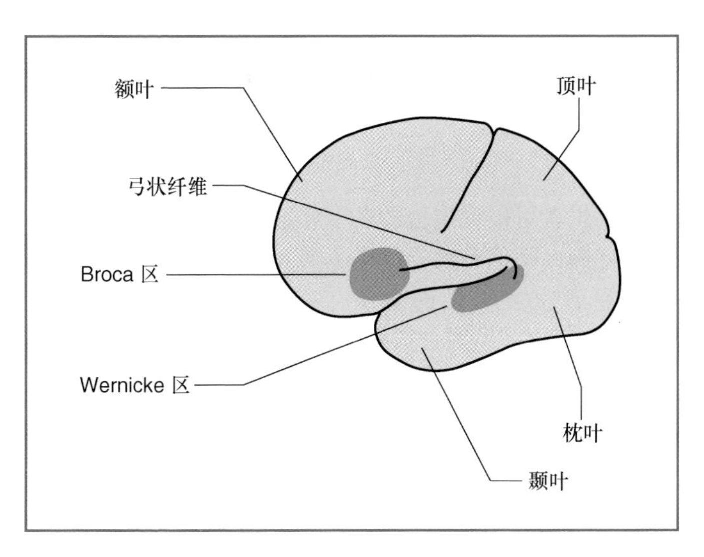

图 2.3　脑简图，显示 **Broca** 区和 **Wernicke** 区位置

2. 发声困难

怎样做

如果患者能够说出他的名字和地址，但不能发出正常音量的声音或用耳语说话，这称作发声困难。

- **让患者咳嗽**。听咳嗽声的性质。
- **让患者持续不变地说“eeeeee（yi——）”**。是否会疲劳?

检查所见与意义

- 正常的咳嗽：控制声带的运动神经支配正常。
- 发声困难＋正常的咳嗽：喉部的局部问题或癔症。
- 咳嗽缺乏爆发力——咳嗽迟钝：声带麻痹。
- 声音不能持续不变且出现疲劳：考虑肌无力。

3. 构音障碍

怎样做

如果患者可以说出他的名字和地址，但是词语的音调不能准确把握，则他有构音障碍（图2.4）。

让患者重复复杂的短语，如中文的“四十四只石狮子”，或“灰化肥发黑会挥发”。两个常用的中文短语是：

- “钻石”——测试舌音
- “八百标兵奔北坡”——测试唇音

仔细听：

- 语言的节律

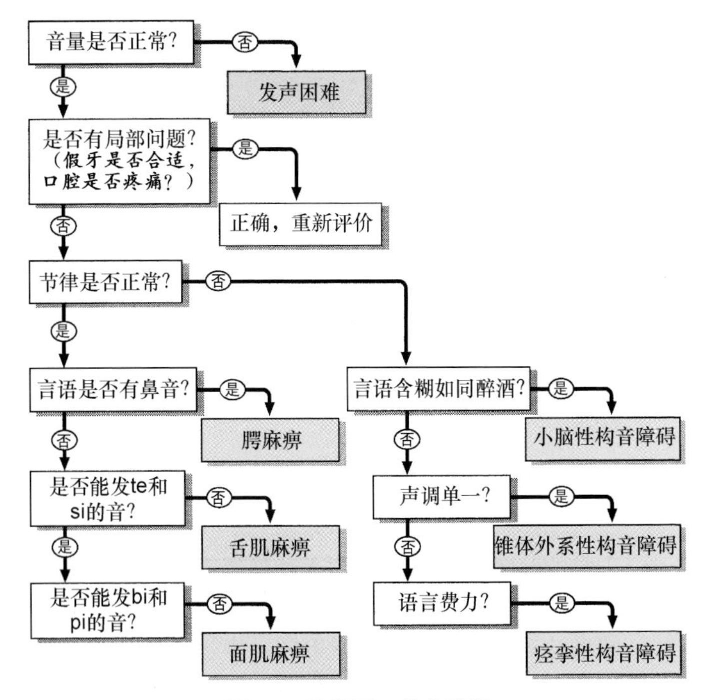

图2.4 流程图：构音障碍

- 含糊不清的词语
- 哪些音发音最困难

检查所见

构音障碍的类型

节律异常

- **痉挛性**：含糊不清，缓慢并费力；患者很难张嘴，好像努力从嘴的后部说话一样。
- **锥体外系性**：单一声调，没有节律，语句逐渐变弱、音量变小。
- **小脑性**：像醉酒一样含糊而不连续的节律，有时为断续言语（每个音节都是一样的重音）。

节律正常

- 下运动神经元：
  - 腭：鼻音样的语言，像患重感冒一样。
  - 舌肌：语言失真，特别是发 te、si、de 时明显。
  - 面肌：发 bi、pi、mu、wu 时困难，口技表演者可回避此类声音。
- 肌无力：
  - 让患者数数，可以显示肌肉疲劳的现象。
  - 观察是由于发声困难还是下运动神经元性构音障碍所导致的。（注意：重症肌无力是神经肌肉接头传递障碍性疾病）。

在继续检查之前，记录你的发现。

意义

- **痉挛性构音障碍**：双侧上运动神经元性无力。原因：假性延髓麻痹（弥漫性脑血管病）、运动神经元病。

- **锥体外系性构音障碍**。常见原因：帕金森病。
- **小脑性构音障碍**。常见原因：酒精中毒、多发性硬化、苯妥英中毒；罕见原因：遗传性共济失调。
- **下运动神经元性构音障碍**。原因：第Ⅹ（腭）、Ⅻ（舌）或Ⅶ（面）脑神经病变。见相关章节。
- **肌无力性构音障碍**。原因：重症肌无力。

✔ **提示** 所有构音障碍的患者，问自己“可能是肌无力吗？”

✔ **提示** 一些患者可能有超过一种类型的构音障碍。例如，多发性硬化的患者可能有混合性的小脑性与痉挛性构音障碍。

第3章

精神状态和高级功能

1. 精神状态

背景

在这一章中，高级功能的检查与精神状态的检查分开。这是因为高级功能的检查可以用相对简单的测试方法，而精神状态的检查要通过仔细观察患者和关注患者病史中的特殊问题而进行分析。

精神状态与患者的情绪和思维相关。其异常可能反映在：

- **神经系统疾病**（如额叶疾病或者痴呆）；
- 可以引起神经系统症状的**精神疾病**（如焦虑可能导致惊恐发作）；
- 继发于神经系统疾病的**精神疾病**（如卒中后抑郁）。

精神状态检查尝试去区别：

- 局灶性神经功能缺陷；
- 弥漫性神经功能缺陷；
- 原发性精神疾病，如表现为躯体症状的抑郁或焦虑；
- 继发于神经系统疾病或伴随神经系统疾病发生的精神疾病。

精神状态测试的范围取决于患者和他们存在的问题。许多患者只需要一个简单的评估。但是，应当考虑是否所有患者均需要进行进一步的评估。

模式化的精神评估方法在这里不予叙述。

怎样做和检查所见

外观与行为

在询问病史的同时观察患者。在评价他的外观和行为时你可以问自己这些问题。

是否有自我忽视的体征?

- 肮脏或不整洁：考虑抑郁、痴呆、酒精中毒或者药物滥用。

患者是否表现抑郁?

- 皱眉、不爱活动、沮丧的面孔、缓慢而单一音调的语言（和帕金森病比较，见第24章）。

患者是否表现焦虑?

- 烦躁、坐立不安，注意力差。

患者的行为是否得体?

- 太放肆、无节制或攻击行为：考虑额叶释放征。
- 没有反应或很少情感反应：情感淡漠。

患者的情绪变化很快?

- 很容易哭或笑：情绪不稳定。

患者是否对于自己的症状和残疾表现出不恰当的关注?

- 对于显著的残疾面无表情（“漠视”）：考虑这一情况是否反映：①洞察力丧失与额叶释放征；②转换障碍。

情绪

询问患者的情绪。

- 此刻你的情绪状态如何?
- 你会如何描述你的心情?

如果你考虑患者有抑郁，可以问:

- 在过去的 1 个月里，你是否常被以下情况困扰:
  (a) 感觉情绪低落、抑郁或无助?
  (b) 干活几乎没有兴趣或乐趣?
- 关于这些情况你愿意得到帮助吗?

对于 (a) 或者 (b) 的肯定回答以及需要被帮助是抑郁的一项敏感和特异的筛查测试。

精神分裂症的患者常常有明显的情感缺陷——感情迟钝，或者不适当的情绪，当你认为他应该表现悲伤时他却笑——感情不协调。

躁狂症的患者表现为欣快。

自主神经症状

询问患者自主神经症状:

- 体重减轻或者增加;
- 睡眠障碍 (早醒或者入睡困难);
- 食欲;
- 便秘;
- 性欲。

寻找焦虑的症状:

- 心悸;
- 出汗;
- 过度换气 (手指、脚趾和口周的麻刺感，口干、头昏和常有胸闷气短的感觉)。

妄想

妄想是具有坚定的信念，且不能被理性的争论所改变，也不是在患者的文化和社会背景下存在的习俗信仰。

妄想观念可以在病史中反映出来，但不能通过直接的提问诱发出来。可以根据表现形式分类（如被害妄想、夸大妄想、疑病妄想），也可以根据描述的内容分类。

妄想见于急性精神混乱状态和精神疾病。

幻觉和错觉

当患者主诉看到、听到、感到或者闻到什么东西，你应该确定这是否为幻觉或错觉。

错觉是对外部刺激的错误解释，特别易出现在患者的意识状态发生改变时。例如，一个神志恍惚的患者说他看见一只大拳头在窗外挥动，实际上是外面的风在吹动树。

幻觉是指没有真实外部刺激的情况下体验的知觉，与真实外部刺激产生的知觉无法区分。

幻觉可能是简单性的——闪光、巨响、吹口哨，或复杂性的——见到人、面孔、听到声音或音乐。简单性幻觉常是器质性的。

幻觉可以按感觉类型来描述：

- 闻：嗅觉 ⎫
- 尝：味觉 ⎭ 通常是器质性的
- 看：视觉
- 触：体感 ⎫
- 听：听觉 ⎭ 通常为精神性的

在你继续检查之前，记录你的检查所见，例如，“一个不整洁的老人，反应迟缓但能恰当地回答问题，看起来抑郁”。

意义

精神疾病的诊断分不同层次，其诊断主要根据受累的最高水平。例如，一个患者同时患有焦虑（低水平症状）和精神病性症状（更高水平症状），将会考虑诊断为精神病（框 3.1）。

框 3.1　精神疾病诊断层次

最高水平	
器质性精神病	
功能性精神病	精神分裂症 精神病性抑郁症 双相（躁狂症）抑郁症
神经症	抑郁症 焦虑状态 转换障碍 恐惧症 强迫性神经症
人格障碍	
最低水平	

器质性精神病

器质性精神病是神经系统功能缺陷导致的精神状态改变，表现为意识状态改变，意识水平波动，记忆力障碍，视觉、嗅觉、体感和味觉的幻觉，以及括约肌功能障碍。

继续测试高级功能以确定局灶体征。

有三个主要的器质性精神病综合征：

- **谵妄或急性精神混乱状态**。常见原因：药物导致（尤其是镇静药物，包括抗抑郁药和抗精神病药）、代谢紊乱（尤其是低血糖）、酒精戒断、癫痫相关（发作后状态或者颞叶癫痫）。这可能会混淆可能的痴呆。
- **记忆障碍综合征**：突出的短时记忆缺失，如 Korsakoff 精神病（硫胺素缺乏）或某些形式的感染性或自身免疫性脑炎。
- **痴呆**。常见原因：下文给出（高级功能测试之后）。

功能性精神病

- **精神分裂症**：神志清楚，淡漠或不合理的情感，僵化的思维（见下文），突出的妄想，具体的听幻觉，通常是别人对他说的或者是关于他的声音。可能感到他被控制。可能采取奇怪的姿势并且处于这种姿势状态（紧张症）。
- **精神病性抑郁症**：神志清楚，抑郁的情感，不再能自我照料，反应慢，告知有妄想（常是自我贬低）或幻觉。常出现自主神经症状：早醒、体重减轻、食欲减退、性欲丧失、便秘。注意：要想到可能与神经症性抑郁症存在重叠。
- **双相抑郁症**：出现上述抑郁发作周期，但也存在躁狂发作周期——情绪高涨、夸大妄想、强迫性语言和思维。

神经症

- **抑郁症**：情绪低落和缺乏活力——出现在特定事件之后（如失去亲人）。自主神经症状不突出。
- **焦虑状态**：没有理由的过度焦虑，易于惊恐发作，可能会过度通气。
- **转换障碍**：无意识产生或加重的功能障碍，伴随对功能障碍的不恰当反应。可能有继发性加重。功能障碍常不符合神经系统缺陷的解剖学分布。
- **恐惧症**：对某些事物不合理的畏惧——从开阔的空间到微小的蜘蛛。
- **强迫状态**：某种思维重复闯入患者的意识，常常迫使他行动（强迫症）——例如，患者觉得自己脏的想法迫使他不断重复洗手。患者可能发展为习惯。

人格障碍

正常人格范围内终生存在的极端形式。例如：

- 缺乏形成人际关系的能力，异常的攻击性和不负责任＝精神病性人格。
- 戏剧性、虚伪和不成熟＝边缘性人格障碍。

2. 高级功能

背景

高级功能是一个术语，包括语言（见第 2 章）、思维、记忆、理解、感知和智能。

有许多成熟的高级功能测试方法，可以用来测验智能以及疾病。但也有许多高级功能可以通过简单的床旁测试来获得。

测试的目的是：

- 用可重复的方式来记录功能水平；
- 区分局灶性与弥漫性缺损；
- 在社会群体内评估功能水平。

高级功能可以分为以下几个部分：

- 注意力；
- 记忆力（瞬时、短时与长时记忆）；
- 计算力；
- 抽象思维；
- 空间感知力；
- 视觉和躯体感知觉。

所有的测试都依赖于语言功能的完整。语言应当首先被测试。如果患者的注意力不集中，则测试的结果不能被清楚解释，也将干扰所有其他方面的测试。结果的解释需要参照病前的智力水平。例如，对于一个体力劳动者和一个数学教授而言，出现计算错误的意义显然不同。

何时测试高级功能?

什么时候进行高级功能的正式测试？很显然如果患者主诉记忆力丧失或者任何的高级功能出现改变，你应该对患者进行测试。另外，一些患者需要进行测试的线索主要来自于病史。患者常很熟练地掩饰记忆力减退；对特定问题回答得含糊不清，以及给出矛盾答案而自己毫无察觉，这种情况的出现可能提示需要测试。只要有怀疑，就进行测试。来自家属和朋友的病史也很重要。

当测试高级功能时，被应用的测试方法有：

1. 直接针对问题的检查工具；
2. 筛查性测试用于寻找有无其他高级功能受累的证据。

例如，如果患者主诉记忆力差，检查者应该测试其注意力、短时记忆和长时记忆，而后筛查有无计算力、抽象思维和空间定向力受累。

> ✔ **提示** 当你询问问题时，如果患者不停地转向同伴寻求答案（转头征），可能提示有记忆问题。

怎样做

简介

开始前，向患者解释你将要询问一些问题。请患者别误会，有些问题可能看起来非常简单。

任何时候当测试高级功能时，应该测试注意力、定向力、记忆力和计算力。其他的测试可以选择性应用。下文将列出这些指征。

1. 注意力和定向力

定向力

测试时间、地点和人物定向力。

- 时间：今天是星期几？今天是什么日期？今天是哪个月、哪年？现在是什么季节？现在是几点？
- 地点：我们所在的地点是什么地方？这个病房或医院的名称是什么？这个乡镇或城市的名称是什么？
- 人物：你叫什么名字？你做什么工作？你住在哪里？

记录出现的错误。

注意力

数字广度

告诉患者，你需要他重复你告诉他的数字。从三位数或四位数开始，逐渐增加数字的位数，直至患者在某个位数时发生几次错误。然后向他解释，你需要他反向重复数字——例如，“当我说123，你说321”。

记录患者可以正向和反向复述的数字位数。

- 正常：正向7个，反向5个。

> ✔ **提示**　使用你知道的电话号码的一部分（不是999或者你自己的号码！）。

2. 记忆力

a. 瞬时回忆和注意力

姓名和地址测试

告诉患者你需要他记住一个名字和地址。使用患者熟悉的地址类型，例如，“张大伯，王府井大街8号，北京”或者“李阿婆，淮海路5号，上海”。让患者立即向你复述。

记录复述时发生了几处错误，以及需要你重复几次他才可以正确地复述。

- 正常：立即复述。

> ✔ **提示** 建立一个你常规使用的姓名和地址，从而你自己不会犯错误。

替代测试：巴布科克（Babcock）语句测试

让患者重复这句话："让一个国家繁荣富强必须有的一样东西是大量和安全地提供木材"。

- 正常：重复3次之内能正确表述。

b. 短时记忆或情景记忆

请患者记住姓名和地址，大约5 min后让他重复。

记录发生错误的次数。

> ✔ **提示** 可以在这5 min时间内测试计算力和抽象思维。

c. 长时记忆或语义记忆

测验一些你认为患者应有的常识。这一项检查在不同的患者会有很大差异，需要根据情况决定你的问题。例如，一个退役的中国军人应该知道抗美援朝的总指挥，一个体育爱好者应该知道中国哪年举办了夏季奥运会，一个神经科医生应该知道脑神经的名字。以下可用来作为一般性知识的例子：中华人民共和国的建立日期，现任国家主席是谁。

3. 计算力

连续减7

询问患者是否擅长计算，向他解释你将要让他做一些简单的计算。让他计算100减7，之后再依次减7的结果。

记录计算中的错误以及需要的时间。注意，这些测试需要良好的注意力，表现不好可能反映注意力受损。

替代测试：两倍3测试

这应该特别用于患者计算连续减7比较困难以及患者计算能力困难的时候。两个3是多少？再2倍呢？一直连续2倍。

记录患者能够计算到什么数以及计算需要的时间。

进一步测试

让患者进行难度逐渐增加的心算：2＋3、7＋12、21－9、4×7、36÷9等。

注意：依据患者病前的预期情况做调整。

4. 抽象思维

这是额叶功能的测试：用于检查额叶病变、痴呆和精神疾病。

告诉患者，让他解释一些谚语。

- **让患者解释一些众所周知的谚语。**例如，“落井下石”“赶鸭子上架”“东方不亮西方亮”。
- **他是否能够给出正确的解释？**

检查所见

- 正确的解释：正常。
- 字面性解释：例如，他把石头扔到井里；赶鸭子去架子上；东边没有亮光西边有亮光。这提示存在具象思维。

让患者解释一对物体的区别：例如，衬衫和裤子，桌子和椅子。

让患者估算：珠穆朗玛峰的高度（8848.86米），自行车的长度（2米），一只大象的体重（5吨），北京的大熊猫数量（动物园有几只）。

检查所见

- 合理的估计：正常。
- 不合理的估计：提示抽象思维异常。

5. 空间感知力

测试顶叶和枕叶功能。

钟面

让患者画一个钟面并填上数字。让他在指定的时间上画出表针：例如，三点五十分。

五角星

让患者照样复制画出一个五角星（图3.1）。

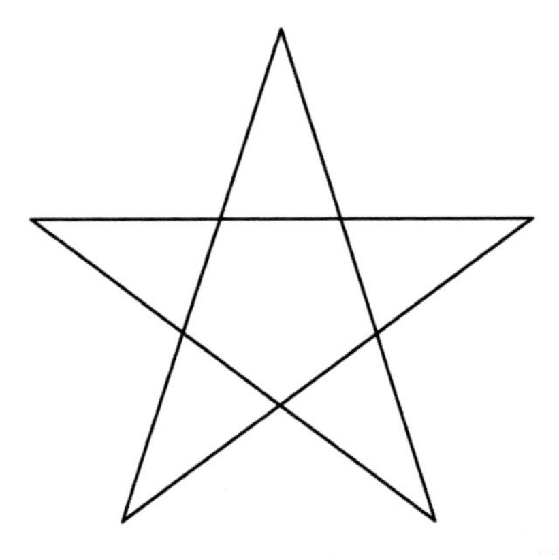

图3.1 五角星

检查所见

- 正确的钟面和五角星：正常。
- 半侧的钟面缺失：视力不集中。
- 不能画出钟面或复制五角星：结构性失用。

✔ **提示** 在肌无力的情况下很难进行评估。

6. 视觉和躯体感知觉

测试顶叶和枕叶病变。

感觉通路正常而出现的感觉认知异常被称为失认。失认可出现于各种类型的感觉中，但临床上常见的是影响视觉、触觉和躯体感知觉。

在考虑患者有失认前，必须通过检查明确患者的感觉通路正常。而失认通常被认为是高级功能损害的一部分，因此在这里讲述。

面孔识别："名人面孔"

取床边的报纸或杂志，请患者认出著名人物的面孔。选择那些患者应该能认出的人，如著名演员、文体明星等。

记录发生的错误。

- 能够认出面孔：正常。
- 不能认出面孔：面容失认症。

躯体感知觉

- 患者忽视一侧（通常是左侧），如果问他，他不能找到自己的手（偏身忽视）。
- 如果给他看，患者不能认出自己的左手（躯体失认）。
- 患者不知道受累侧（常为左侧）肢体出现力弱（疾病失认）——并且当要求活动左侧肢体的时候常活动右侧肢体。

让患者伸出他的示指、环指等。

- 不能完成：手指失认。

让患者用他的左手示指触摸他的右耳。交叉你的手，要求患者指出哪个是你的右手。

- 不能完成：左-右失认。

感觉失认

让患者闭目。将一个物体——如硬币、钥匙、回形针等——放于患者的手中，让他说出这是什么。

- 不能完成：实体感觉缺失。

让患者闭目，在他的手上写数或字母，让他辨别写了什么。

- 不能完成：文字失认。

> ✔ **提示** 首先测试非受累侧，以确保患者能理解这些测试。

7. 失用

失用是一个术语，用来描述在没有力弱、不协调和运动障碍阻碍的情况下不能执行任务的情况。这里需要说明的是，显然在评估失用前已经对运动系统进行了检查。

检查顶叶、额叶的运动前区皮质功能。

让患者执行一项假想的任务：“请给我演示一下你如何梳头、喝一杯茶，或划火柴并吹灭它”。

观察患者。如果存在困难，给患者一个合适的物品，在给予适当提示的情况下观察他是否能完成任务。如果仍有困难，向患者示范一次并叫他照着去做。

- 患者能恰如其分地完成动作：正常。
- 患者虽然理解指令，但不能开始做这一动作：观念性失用。
- 患者可以完成任务，但出现错误，例如，用他的手作为杯子而不是端着一个假想的杯子：观念运动性失用。

如果这种不能完成和某一特定任务相关——例如穿衣——应该被称为穿衣失用。这项检查常常在医院里让患者穿一件一只袖子掖在里面的外套。患者应该能轻松地完成这一任务。发现并描述哪些是患者觉得困难的事情对于规划任何治疗方案都是有帮助的。

三次手动检查

让患者模仿你的手部运动并示范：①攥拳，保持拇指向上，敲击桌子；②然后伸直你的手指，保持拇指向上，敲击桌子；③然后把你的手掌平放于桌子上。如果患者在一次示范后不能完成这些动作，再重复示范一次。

- 如果患者运动功能正常但不能完成这一任务：肢体失用。

检查所见

可以识别出三种模式

- **患者注意力差**。测试对于评价功能水平有用，但在区分局灶性或弥漫性病变方面是有限的。进一步评估方法将在第 27 章中讨论。
- **患者在许多或所有主要测试范围内出现异常**。提示一个弥漫性或多灶性病变。
  - 如果慢性起病：痴呆或慢性脑病综合征。功能逐渐丧失和进展的模式提示可能的诊断（见后文）。
  - 如果更快起病：精神混乱状态或急性脑病综合征。

常见错误

痴呆需要和以下情况区分：
- **智力低下**：通常可以从既往智力情况得到提示。
- **抑郁**：可能很难鉴别，尤其是在老年人中。通常从患者的行为举止中得到提示。
- **失语**：通常通过严格的测试发现。

- **患者在一项或仅少数几项测试范围中出现异常**。提示局灶性病变。确定受累部位，寻找相关体征（表 3.1）。

局灶受损的模式

- **注意力和定向力受损**：出现于弥漫性大脑功能紊乱。如果急性起病，常伴有意识障碍，评估见第27章。如果慢性起病，并且不能配合进一步检查，提示痴呆。注意：也可伴随出现焦虑、抑郁。
- **记忆**：清醒患者短时记忆的缺失——通常是双侧边缘系统（海马、乳头体）病变，见于弥漫性脑病；双侧颞叶病变；在Korsakoff精神病中更突出（硫胺素缺乏）。长时记忆障碍而短时记忆保留：功能性记忆障碍。
- **计算力**：计算力障碍常提示弥漫性脑病。如果伴随手指失认（不能命名手指）、左-右失认（不能辨别左右）和书写困难＝Gerstmann综合征——提示优势半球顶叶综合征。荒谬而持续的计算错误可能提示精神疾病。
- **抽象思维**：如果对谚语的解释为具象思维——提示弥漫性脑病。如果解释中包含有妄想——提示精神疾病，特别是额叶受累。完成结果差提示额叶病变或弥漫性脑病或精神疾病。
- **空间感知缺失**：（临摹图片，实体感觉缺失）——顶叶病变。

表3.1 局灶受损的模式

脑叶	高级功能的改变	相关体征
额叶	淡漠，脱抑制	对侧偏瘫，Broca失语（优势半球），原始反射
颞叶	记忆力	Wernicke失语（优势半球），上象限盲
顶叶	计算力、感知觉和空间定向力（非优势半球）	失用（优势半球），同向性偏盲，偏身感觉障碍，忽视
枕叶	感知觉和空间定向力	偏盲

- **视觉和躯体感知觉**
  - 面容失认：双侧颞顶叶病变。
  - 忽视
  - 感觉失认
  - 实体感觉缺失
  - 文字失认

  （以上四项：顶叶病变）
- **失用**
  - 观念运动性失用：优势半球顶叶或运动前区皮质病变，或弥漫性脑部病变。
  - 观念性失用：提示双侧顶叶病变。

意义

弥漫性或多灶性病变

常见

- 阿尔茨海默病。常起病表现为短时记忆障碍，逐渐进展为失用和之后额叶功能受损。
- 血管疾病（多发梗死）。症状依据脑梗死部位而不同，常伴随步态异常和视野缺损。

少见

退行性

- 额颞叶痴呆。起病为局灶性综合征，之后为弥漫性。呈现的综合征包括“行为变异型”，患者表现为进行性脱抑制和额叶释放征；“原发性进行性失语”，表现为进行性语言障碍；“语义性痴呆”，患者表现为进行性丧失已有的知识。
- 弥漫性路易体病。患者记忆障碍常波动很大，伴间断视幻觉和帕金森病。
- Huntington 病。

营养性

- 硫胺素缺乏——常伴酒精滥用（Korsakoff 精神病）。
- 维生素 B_{12} 缺乏。

感染性

- 四期梅毒。
- 克-雅病（Creutzfeldt-Jakob 病）——数周、数月内进展，伴肌阵挛。
- HIV 脑病。

结构性

- 正常压力脑积水伴步态异常和尿失禁。
- 脱髓鞘病。
- 多发性硬化。

局灶性病变

可能提示多灶性疾病的早期阶段。

退行性

- 额颞叶痴呆（见上文）。
- 后部皮质萎缩；阿尔茨海默病亚型，起病表现为枕-顶叶功能障碍。

血管性

- 血栓形成、栓塞或出血。

肿瘤性

原发性或继发性肿瘤。

感染性

- 脑脓肿。

脱髓鞘性

- 多发性硬化。

第4章

步态

背景

常需检查患者的步态。行走是一个需要整合感觉和运动功能的协同运动。步态异常可能是检查中唯一的阳性发现，或者步态异常的模式可能引导你在检查的其他项目中寻找临床关联的体征。最常见的异常步态模式有：偏瘫步态、帕金森步态、短小步态、共济失调步态和不稳步态。

在检查步态后常规进行 **Romberg 测试**。这是一个主要用于测试关节位置觉的简单测试。

怎样做与检查所见

让患者行走。

确保你能充分观察到他的上、下肢。

步态是否对称？

- 是：见图 4.1 和图 4.2。
- 否：见下文。

（步态通常可分为对称性、不对称性步态，虽然对称性这一词并不很合适。）

如果对称

观察步距：

- 小或正常？

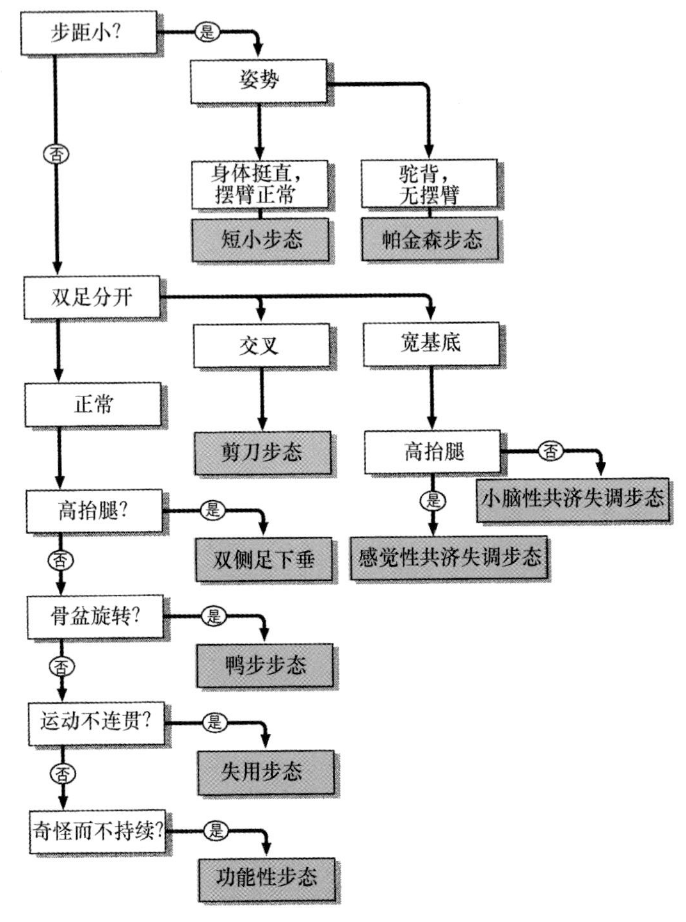

图 4.1　流程图：步态

如果步距小

观察姿势和摆臂：

- 驼背伴摆臂减少：帕金森步态（可能存在启动和停止困难，又称为慌张步态——可能一侧更明显；行走时震颤可能加重）。通常是单侧的摆臂减少，是帕金森综合征最早期的一项体征。
- 身体挺直伴明显摆臂：短小步态。

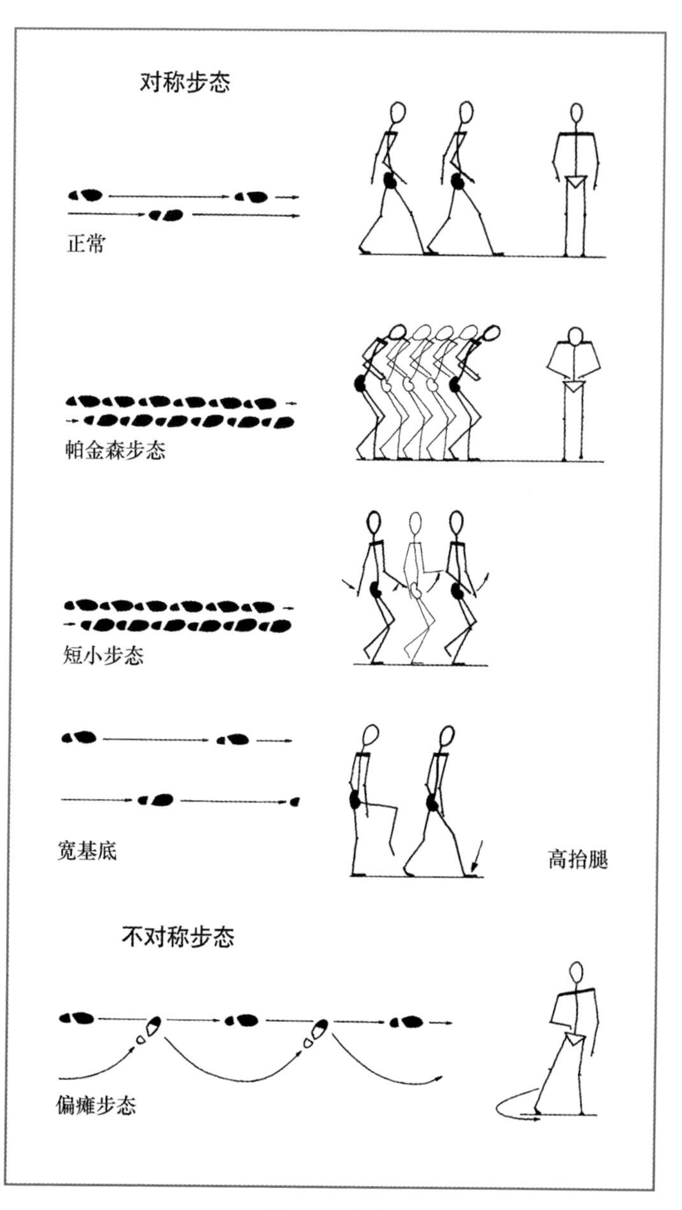

图 4.2　步态

如果步距正常

观察双足横向距离：

- 正常。
- 分开过宽：宽基底。
- 双腿不协同：小脑性。
- 互相交叉，脚趾拖地：剪刀样。

观察膝：

- 正常。
- 抬膝过高：高抬腿。

观察骨盆和肩：

- 正常。
- 骨盆和肩明显旋转：鸭步。

观察整体运动：

- 正常。
- 不连贯，好像忘记如何行走，并且总好像定在一点上：失用性。
- 奇怪、复杂和不持续：功能性。

如果不对称

患者是否疼痛?

- 是：痛性或防痛性步态。

观察骨骼畸形：

- 畸形步态。

一条腿向外侧摇摆?

- 是：偏瘫步态。

观察膝盖高度：

- 正常。
- 一侧膝抬得更高：足下垂。

进一步检查

让患者沿一条直线行走（先给示范）。

- 如果患者总是摔倒：不稳性。
- 可能明显倒向一侧。
- 老年人常有轻度不稳。

让患者用足跟走路（先给示范）。

- 如果不能：足下垂。

让患者用足尖走路（先给示范）。

- 如果不能：腓肠肌力弱。

意义

- **帕金森步态：**提示基底节功能障碍。常见原因：帕金森病、抗精神病药。
- **短小步态：**提示双侧弥漫性皮质功能障碍。常见原因：弥漫性脑血管病“腔隙状态”。
- **剪刀步态：**提示痉挛性截瘫。常见原因：脑瘫、多发性硬化、脊髓压迫。
- **感觉性共济失调步态：**提示关节位置觉的缺失（Romberg 征阳性）。常见原因：周围神经病、脊髓后柱损害（见下文）。
- **小脑性共济失调步态：**偏向病变侧。常见原因：药物（如苯妥英）、饮酒、多发性硬化、脑血管病。
- **鸭步步态：**提示近端肌肉无力或不能有效收缩。常见原因：近端肌病、双侧先天性髋关节脱位。

- **失用步态**：提示皮质的运动整合功能异常，通常伴有额叶病变。常见原因：正常压力脑积水、脑血管病。
- **偏瘫步态**：单侧上运动神经元病变。常见原因：卒中、多发性硬化。
- **足下垂**：常见原因包括，单侧——腓总神经麻痹、锥体束病变、L_5神经根病；双侧——周围神经病。
- **功能性步态**：变化较大，和其他检查不一致，注视时加重。可能被误认为舞蹈病的步态（特别是Huntington病），表现为拖曳、抽动和痉挛，检查中可有相关发现（见第24章）。

非神经系统原因的步态

- **痛性步态**：常见原因包括关节炎、外伤——通常比较明显。
- **畸形步态**：常见原因包括肢体短缩、既往髋部手术、外伤。

Romberg试验

怎样做

让患者双足并拢站立。

- 让患者这样站立数秒钟。

告诉患者，一旦他摔倒，你已做好准备能扶住他（确保你能）。

- 如果患者睁眼时即摔倒，不要继续该检查。

如果未摔倒：

让患者闭目。

检查所见与意义

- 睁、闭目时均站稳＝Romberg试验阴性：正常。

- 睁眼时站稳，闭目时摔倒＝Romberg 试验阳性：关节位置觉缺失。这可出现于：
  - 脊髓后柱病变。常见原因：脊髓压迫（如颈椎病、肿瘤）。少见原因：脊髓痨、维生素 B_{12} 缺乏、退行性脊髓病。
  - 周围神经病。常见原因：见第 20 章。
- **睁眼时双脚并拢站立不稳**＝严重不稳。常见原因：小脑综合征、中枢和周围前庭综合征。
- **睁眼时站立稳，闭目时前后摇晃**：提示小脑综合征。

常见错误

- 如果患者没有帮助下不能站立，则 Romberg 试验不能做。
- 在小脑病变时，Romberg 试验不是阳性。

第5章

脑神经：总论

背景

“脑神经”检查中发现的异常可来自不同水平的病变（图 5.1），包括：

a. 皮质、间脑（丘脑和相关结构）、小脑或脑干其他部位的中枢神经系统传入与传出通路异常；
b. 神经核病变；
c. 神经自身病变；
d. 神经、神经肌肉接头或肌肉的广泛性病变。

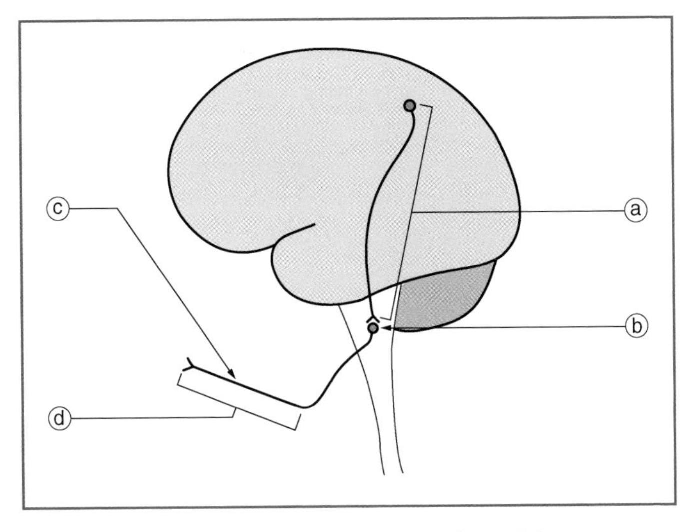

图 5.1　脑神经异常的定位（详见正文）

当进行脑神经检查时，应当确定脑神经功能是否有异常、异常的性质和程度以及相关情况。

常见错误

在总结神经系统检查时，有时人们将其划分为“脑神经”与“周围神经系统”检查。这样的区分可能会误导。在用这种方式考虑检查时，你可能会忘记你不仅仅是检查脑神经或周围神经，还应同时检查它们的中枢神经系统联系。为了避免困于此陷阱，考虑检查的是“头颈部”而不是“脑神经”，是“肢体”而不是“周围神经系统”常会有所帮助。但传统十分强大，因此本书继续在“脑神经”的标题下介绍检查，但你应该对此更加清楚……

超过一个脑神经异常：

- 如果共同走行在脑干或颅内（如小脑脑桥角或海绵窦）的多个脑神经发生病变；
- 当受一种全身性疾病（如重症肌无力）影响时；
- 在多发性损害（如多发性硬化、脑血管病、颅底脑膜炎）后。

脑神经异常对定位中枢神经系统内的病变非常有用。

眼和视野的检查是检查从眼到枕叶的整个传导通路，其中也跨过中线交叉至对侧。

脑干内脑神经核可作为病变水平的标志（图 5.2）。其中第Ⅲ、Ⅳ、Ⅵ、Ⅶ和Ⅻ脑神经核尤其有用。当受累的面、舌位于偏瘫的同侧时，病变水平一定分别高于第Ⅶ和Ⅻ脑神经核。如果受累的脑神经位于偏瘫的对侧时，则责任病变一定位于受累脑神经核的水平。这在图 5.3 中以流程图说明。

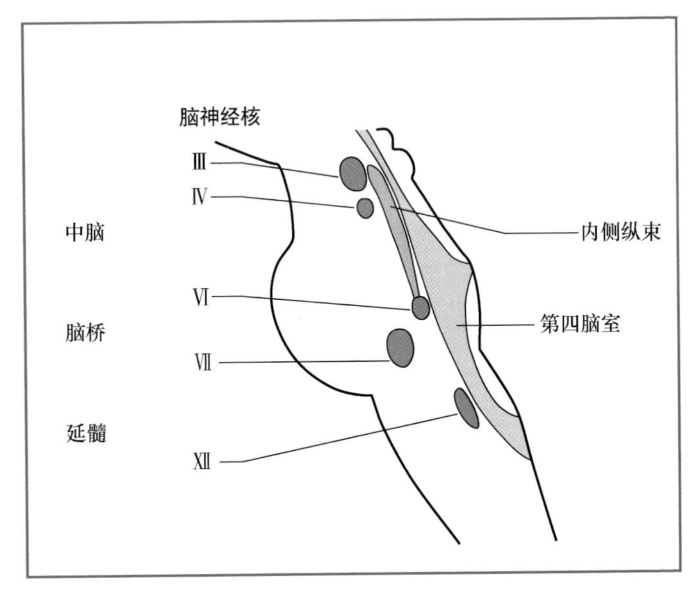

图 5.2 脑干内脑神经核的水平，以罗马数字表示

多发脑神经异常也被归纳为许多综合征：

- 单侧第Ⅴ、Ⅶ和Ⅷ脑神经损害：小脑脑桥角病变。
- 单侧第Ⅲ、Ⅳ、V_1和Ⅵ脑神经损害：海绵窦病变。
- 单侧第Ⅸ、Ⅹ和Ⅺ脑神经联合损害：颈静脉孔综合征。
- 双侧第Ⅹ、Ⅺ和Ⅻ脑神经联合损害：
  - 如果是下运动神经元性＝延髓麻痹；
  - 如果是上运动神经元性＝假性延髓麻痹。
- 眼肌显著受累和面肌无力，特别是症状波动，提示肌无力综合征。
- 多发脑神经麻痹可能反映颅底脑膜炎——恶性脑膜炎、慢性感染或炎性脑膜炎。

脑干内病变的最常见原因在年轻患者是多发性硬化，在老年患者是血管病。更少见原因包括胶质瘤、淋巴瘤和脑干脑炎。

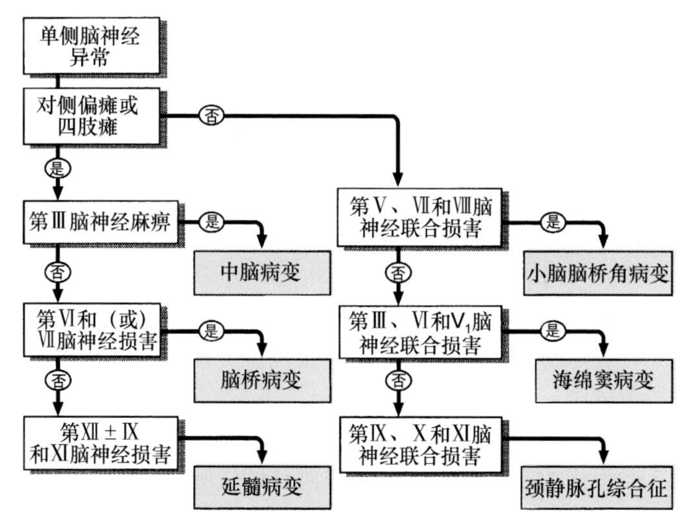

图 5.3　**流程图：多发脑神经异常**

> ✔ **提示**　如果你考虑患者有多发脑神经麻痹，问自己是否他们可能有肌无力……并寻找疲劳性无力。

第6章

第Ⅰ对脑神经：嗅神经

在临床实践中，嗅神经很少被测试，但仍会出现在医学生的考试中。

嗅神经检查通常用于具有特殊主诉嗅觉或味觉丧失的患者，而不作为常规筛查。多数可辨认的气味依赖于嗅觉。一些试剂，例如氨水，可被鼻腔上皮识别，而不需要完整的嗅觉通路。

怎样做

- **非常简化**：询问患者是否注意到嗅觉的变化（这实际是病史而不是检查）。
- **简化**：取床旁的物体——一片水果、一个橘子、一瓶果汁，让患者辨别气味是否正常。
- **正式**：选择几种具有不同气味的物质放入外形相似的瓶中。通常选用的物质包括薄荷油、樟脑和香水。请患者鉴别这些气味。试剂如氨水通常也包括在内。每侧鼻孔分别测试。

检查所见

- 患者能恰当辨别气味：正常。
- 患者不能辨别气味但能辨认氨水：嗅觉丧失。这种情况只发生于一侧鼻孔：单侧嗅觉缺失。
- 患者不能辨别任何气味，包括氨水味：考虑嗅觉丧失可能不完全是器质性的。

意义

- **双侧鼻孔嗅觉丧失**：气味觉的丧失。常见原因：鼻道阻塞（如普通感冒），既往头部外伤；随年龄增加的相对性丧失和帕金森病。
- **单侧鼻孔嗅觉丧失**：鼻孔阻塞，单侧额叶病变（如脑膜瘤——极其罕见）。

第7章

脑神经：眼1——瞳孔、视力、视野

背景

眼的检查可为一般内科疾病和神经科疾病的诊断提供许多重要线索。

检查可分为：

1. 一般检查；
2. 瞳孔；
3. 视力；
4. 视野；
5. 眼底（第8章）。

1. 一般检查

双眼通常对称

眼睑通过上睑提肌上抬，该肌肉由第Ⅲ对脑神经以及来自颈神经丛的交感神经系统发出的上睑板神经支配。

2. 瞳孔

瞳孔对光反射

- 传入：视神经。
- 传出：双侧第Ⅲ对脑神经的副交感成分。

调节反射

- 传入：上传至额叶。
- 传出：与对光反射相同。

3. 视力

异常可能来自：

- **眼球问题**，如严重白内障（晶状体浑浊）。这些不能通过眼镜矫正，但通过检眼镜很易发现。
- **视光问题**：眼的聚焦系统的焦距长度异常，通常称为远视或近视。可通过眼镜或让患者通过小孔看来矫正。
- **视觉的视网膜或眶后异常**，不能通过镜片矫正。视网膜的病因通常可通过检眼镜看到。

患者配戴正确的眼镜测试视力是必要的。

4. 视野

视觉通路的构成意味着不同部位的病变可引起不同模式的视野异常。正常的视觉通路见图 7.1。

视野通过固视点被垂直划分为颞侧和鼻侧视野。当你正视前方时，你右侧的物体出现在你右眼的颞侧视野和左眼的鼻侧视野。

视野是从患者观察的角度进行描述的。

如果视野的相同部分在两眼均受累，视野缺损被称为同向性。可以是一致性（双眼视野缺损完全匹配）或非一致性（视野缺损不完全匹配）。

测试视野对定位病变非常有用（表 7.1）。

正常视野对于不同类型的刺激有很大差异。移动的或大的物体的正常视野比静止的或小的物体要宽。识别彩色物体的正常视野比单色物体更小。你自己可以试一试。向前方远处直视，将双手向外平举。摆动你的手指并保持手臂伸直，逐渐将手臂向前移动直至你可以看见你活动的手指。拿一个小的白

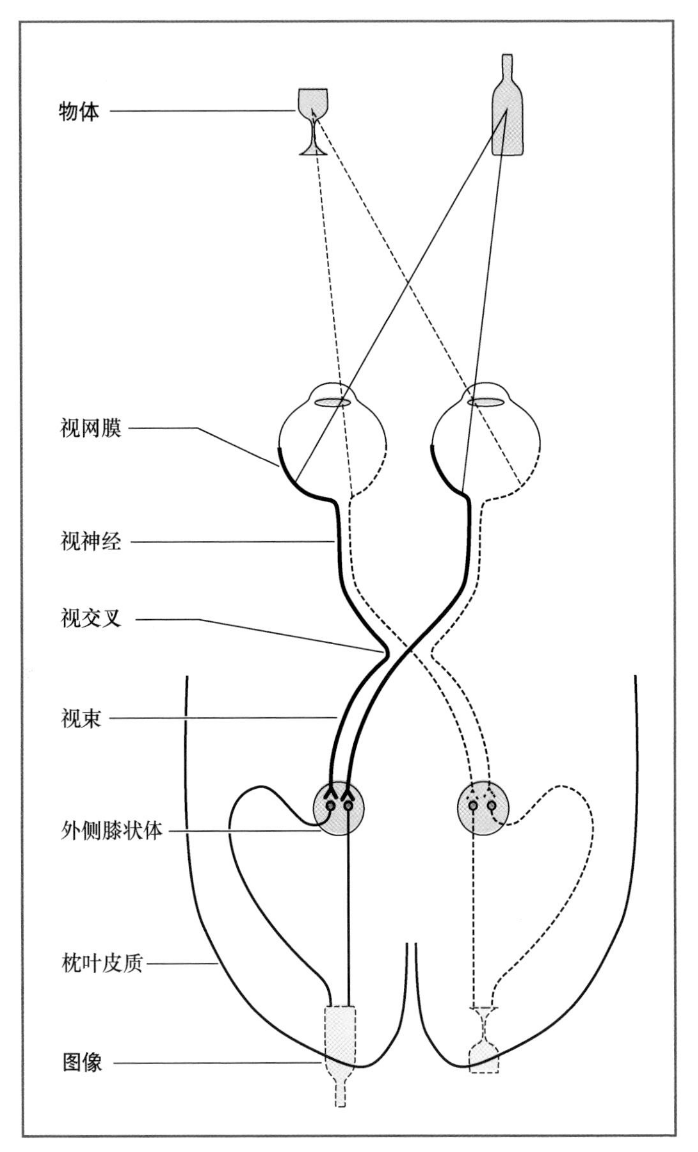

图 7.1　视觉通路

色物体重复这一过程，之后用一个红色物体直至你可以看见它是红的。你将会发现这些不同刺激下的不同正常视野。

表 7.1　测试视野

缺损类型	病变位置
单眼视野缺损	视交叉前
双颞侧视野缺损	视交叉
同向性视野缺损	视交叉后
一致性同向性视野缺损	外侧膝状体后

1. 一般检查

怎样做

观察患者的眼睛，注意两侧眼睛有何不同。
观察眼睑水平，尤其注意不对称性。

- 如果眼睑比正常低，称为上睑下垂；可能是部分性或完全性（如果眼睛闭合）。看额部——额肌常过度活动，上抬眉与眼睑，这提示上睑下垂是长时间的。
- 如果眼睑比正常高，通常在虹膜上缘之上，被称为睑退缩。

观察眼球位置。

- 是否存在眼球突出（突眼）或眼球下陷（眼球内陷）？如果你认为突眼，可通过从上方看时能看到眼球的前部来证实。

注意义眼——可能十分仿真，但通常靠近仔细检查会很明显。

意义

- **上睑下垂**。常见原因：先天性、Horner 综合征（上睑下垂常是部分性的）、第Ⅲ对脑神经麻痹［上睑下垂常是完全性的伴眼球运动异常（见下文）］；在老年患者，上睑提肌可能力弱或从上睑脱离，导致年龄相关性上睑下垂。少见原因：重症肌无力（上睑下垂程度常波动）、肌病。

- **突眼**。常见原因：最常见于甲状腺功能异常性眼病——伴睑退缩。少见原因：眶后占位性病变。
- **眼球内陷**：Horner 综合征的一个特征（见下文）。

2. 瞳孔

对于意识清楚的患者怎样做

（意识障碍患者的瞳孔改变，见第 27 章。）

观察瞳孔

- 是否等大？
- 外缘是否规则？
- 虹膜是否有孔或前房是否有植入物体（如晶状体植入物）？

亮光照射一只眼睛

- 观察该眼的反应——直接对光反射，之后重复并观察另一只眼的反应——间接对光反射。
- 确保患者**看向远方**，而不是注视光线。
- 对另一只眼重复此测试。

把你的手指放在患者鼻子前方 10 cm 处，让患者**先注视远方，然后看你的手指**。

观察瞳孔的调节反应。

检查所见

见图 7.2。

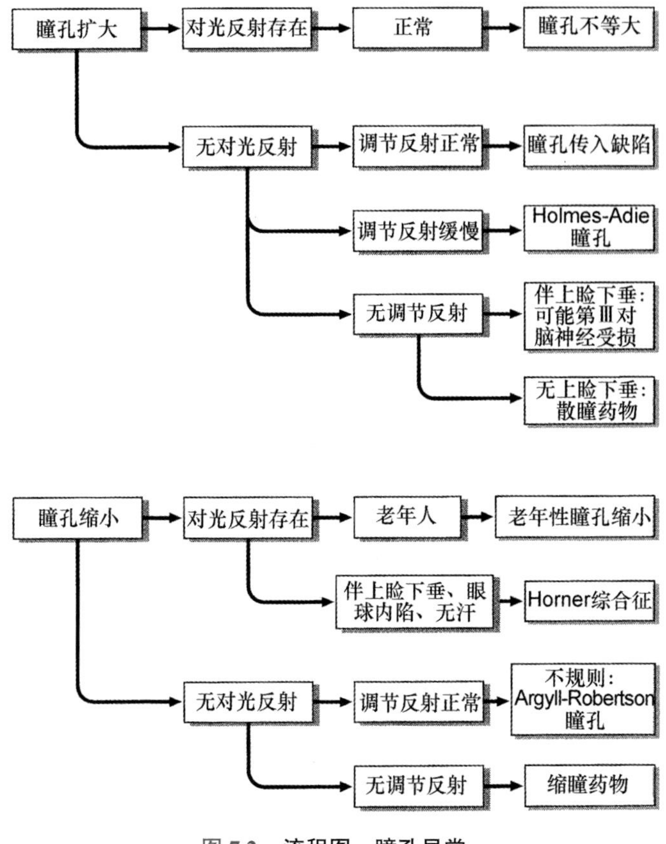

图 7.2　**流程图：瞳孔异常**

进一步测试

摆光测试

怎样做

用亮光照射一只眼，间隔约 1 s 后照射另一只眼。在两只眼间来回重复摆动光源。观察光照射眼睛时的瞳孔反应。

检查所见与意义

- 当光重复照射时，瞳孔收缩：正常。

- 当光照射一侧瞳孔时该瞳孔收缩，之后光照射另一侧瞳孔时另一侧瞳孔扩大：扩大侧瞳孔存在相对性瞳孔传入缺陷（relative afferent pupillary defect，RAPD）。有时也称为Marcus Gunn瞳孔。注意：这种病变通常是单侧的。

意义

- **瞳孔大小不等**：瞳孔不等大，但反射正常——正常变异。
- **老年性瞳孔缩小**：正常年龄相关改变。
- **Holmes-Adie瞳孔**：不明原因睫状神经节变性，可伴随腱反射消失。
- **瞳孔传入缺陷**：视交叉前病变。常见原因：视神经炎。少见原因：视神经压迫、视网膜变性。
- **相对性瞳孔传入缺陷**：视交叉前部分性病变。原因：与瞳孔传入缺陷相同。
- **Horner综合征**（瞳孔缩小、部分性上睑下垂、眼球内陷和偏侧面部无汗）：交感神经纤维病变。可见于：
  - **中枢性**：下丘脑、延髓或上颈髓（在T_1水平离开）。常见原因：卒中（注意延髓外侧综合征）、脱髓鞘。少见原因：外伤或脊髓空洞症。
  - **周围性**：交感神经链、上部颈神经节或沿颈动脉的交感纤维。常见原因：颈动脉夹层、外伤。罕见原因：肺上沟瘤（肺尖支气管癌）。经常未发现原因。
- **Argyll-Robertson瞳孔**：可能是中脑上部病变，现在非常少见。原因：梅毒、糖尿病；更少见原因：多发性硬化（multiple sclerosis，MS）。

3. 视力

怎样做与检查所见

患者双眼能否看清?

如果患者平时戴眼镜，**请戴上眼镜**。

遮盖患者的一侧眼。依次测试各眼。

视力可以通过数种方法测试。

（1）使用 Snellen 表

- 患者站于距一个亮度合适的视力表 6 m 远处。让他依次从最大的字向下读到最小的字。
- 记录结果：距视力表的距离是几米或几英尺，距离几米或几英尺时可看清楚字。

例如，6/6 为在合适的距离可以读出字，或 6/60 是指最大的字在 6 m 处读出（通常在 60 m 处就可被看见），或者 20/20 与 20/200 当这些视力是用英尺测量的。

（2）使用近视力表（图 7.3）

- 距离患者 30 cm 远拿着近视力表，让患者读出每段的印刷文字。
- 记录能读出的最小印刷字号（如 N6）。
- 如果需要，一定要让患者戴上眼镜。

（3）利用床旁的材料如报纸

如（2）中方法测试，记录能读出的字号（例如只能看清标题，或能读出所有印刷字）。

如果不能读出最大的字：

看患者是否能：

- **数指**。询问你举起了几个手指。

N.5.
船，房，马，猫，菜，人，裤，黄

N.6.
眼，耳，土，狮，躺，路，绿，狗

N.8.
鸟，墙，银，塔，车，花

N.10.
虫，帆，蓝，衣，拍，马

N.12.
车，孔，灰，支，绒

N.14.
白，岸，鱼，石

N.18.
玩，谷，红，羊

N.24.
黑，蛙，树

图 7.3 近视力表

- **观察手动**。当你在他眼前晃动手时，让他说出来。
- **光感**。当你用光照射他的眼睛时，让他说出来。

让患者透过卡片上的**针孔观察**。

如果视力改善，则视觉损害是起源于折射，而不是其他视光学或神经系统原因所致。

新进展

眼科医生越来越多地运用 LogMRA（最小分辨角的对数）表来测定视力。有许多不同的 LogMAR 表设计。它们使用起来与 Snellen 表相同。但是，结果表述为最小分辨角的对数值，是 Snellen 比值的倒数。例如，对于 Snellen 视力：

6/6 或 20/20 ＝ logMAR 0.0。

6/24 或 20/80 = logMAR + 0.6。
6/60 或 20/200 = logMAR + 1.0。

意义

- 视力下降可通过针孔或眼镜校正：折射性视光学缺陷。
- 视力下降不能被纠正：按视觉通路的病变部位分类——从眼球前部向后到枕叶皮质：

前	角膜病变：溃疡、水肿
	白内障
	黄斑变性：尤其与年龄相关
	视网膜出血或梗死
	视神经病：
	- 炎性（MS）
	- 缺血
	- 压迫
	视交叉后：黄斑分离的视野缺损（见下文）
后	双侧枕叶病变：皮质盲

4. 视野

怎样做

评估大的视野缺损

- 让患者双眼看着你的眼睛。
- 把你的手放在两侧分开大约 50 cm，在眼睛水平上方约 30 cm。伸出你的示指（图 7.4）。这时你的手指应该在患者的双侧上部颞侧视野。
- 询问患者你活动了哪个示指：左、右侧或双侧。
- 双手位于眼睛水平下方约 30 cm，再次重复上述动作。

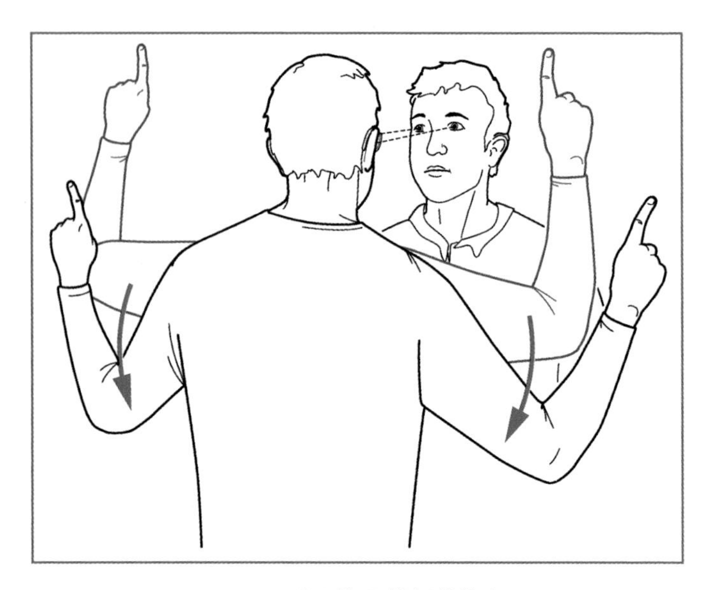

图 7.4 粗测视野缺损的筛查

如果两侧手指同时活动，有一侧被忽视，而在单独移动时才能看见，此为视力不集中。

每侧眼分别测试

测试什么？

大的物体比小的物体更容易看到，白色物体比红色物体更容易看到。因此，视野会随着所用目标物体的大小和颜色不同而异。

中央视力为彩色（视锥细胞），而周边视力为单色（视杆细胞）。

联合使用摇动的手指（上述）和红色图钉是视野缺损最敏感与特异的床旁测试方法。

- 坐于距患者一臂远处，你们的眼睛处于同一水平。
- 遮盖患者的右眼并让他的左眼看着你的右眼。这样你就能确定测试过程中他的固视点。

- 倾斜患者的头部，使眉毛和鼻子不要遮挡视野。

使用红色图钉（推荐）：

- 在你和患者的中间假想一个平面，类似一片垂直的玻璃（图 7.5A）。你将要对比你在这个平面上的视野以及患者在这个平面上的视野。红色的视野是自固视点 30°～ 40°范围。
- 拿着红色图钉位于那个平面，超出你能看见它是红色的范围。在平面内朝着固视点移动它。当患者**看到它为红色**时让他告诉你。
- 沿四个方向**缓慢**地移动图钉：东北、西北、东南和西南（北、南为垂直方向）。将患者的视野与你自己的视野比较。
- 为了发现盲点，自你与患者中间的固视点移动图钉，沿水平径线向外侧移动直至发现你自己的盲点。让患者在图钉消失时告诉你。

使用白色图钉的替代技术（欠敏感的测试）：

- 以患者的眼睛为中心假想一个半径 30 cm 的圆球。
- 将白色图钉沿着以患者眼睛为中心的圆球的弧线向固视线移动（图 7.5B）。
- 开始时确保图钉不被看见（通常位于眼球平面后部）。让患者在第一次看到图钉时告诉你。
- 开始沿四个方向**缓慢**地移动图钉：东北、西北、东南和西南（北、南为垂直方向）。

一旦发现视野缺损

确定边界。
将图钉从不被看到的地方移到能够看到的地方。

> ✔ **提示**　视野缺损的边界常为垂直的或水平的（图 7.6）。

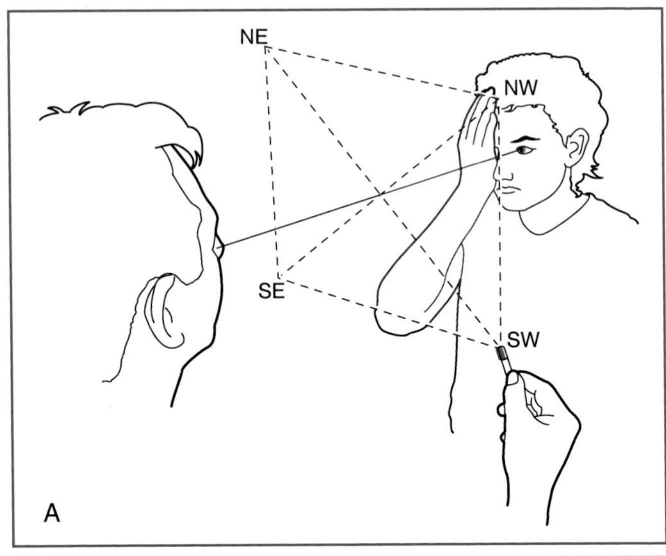

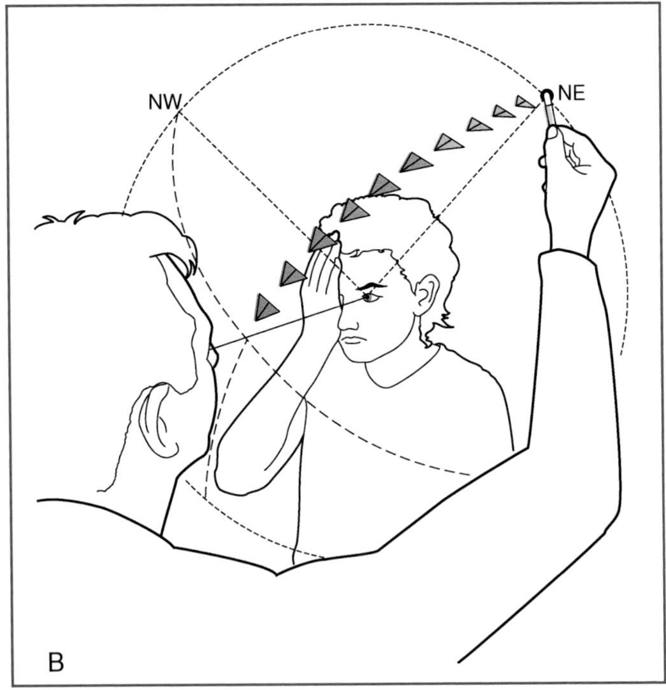

图 7.5　**测试周边视野。A.** 使用红色图钉；**B.** 使用白色图钉

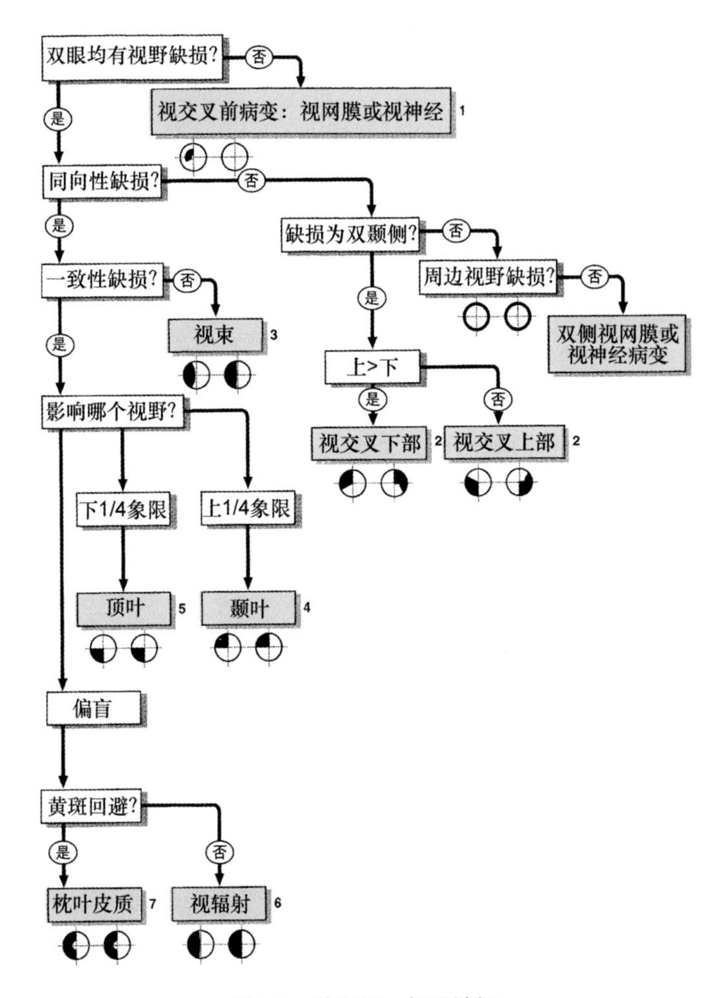

图 7.6　流程图：视野缺损

当存在同向性偏盲时

需要测试黄斑视力。

将图钉水平地从缺损一侧向固视点移动。

- 如果图钉在到达中线之前被看到，存在黄斑回避。
- 如果图钉仅在过中线时才被看到，没有黄斑回避。

从患者的观察角度**描述视野缺损**。

中心视野缺损——暗点——和盲点（由视盘造成的视野缺损），经常可以用红色图钉发现。

> ✔ **提示** 如果患者主诉视野有一个洞，可以很容易给他一个图钉，让他把图钉放在视野中洞的地方。

常见错误

- 上部颞侧视野缺损：眉毛
- 下部鼻侧视野缺损：鼻子
- 患者移动眼球（“作弊”）观察一侧：这一侧长期存在同向性偏盲。

检查所见

见图 7.7。

（1）单眼视野缺损

限制性视野

- **管状视野**：无论眼睛离物体间的测试距离多远，限制性视野的大小保持不变。
- **暗点**：视野中的洞——描述它的位置（如中心的或中心盲点的——连接固视点至盲点的缺损）和形状（如圆形或环形）。
- **水平视野缺损**：病变局限于视野的上半部或下半部，但跨越垂直径线。

（2）双眼视野缺损

- **双颞侧偏盲**：双眼颞侧视野缺损。需注意是否上或下 1/4 象限盲更显著。

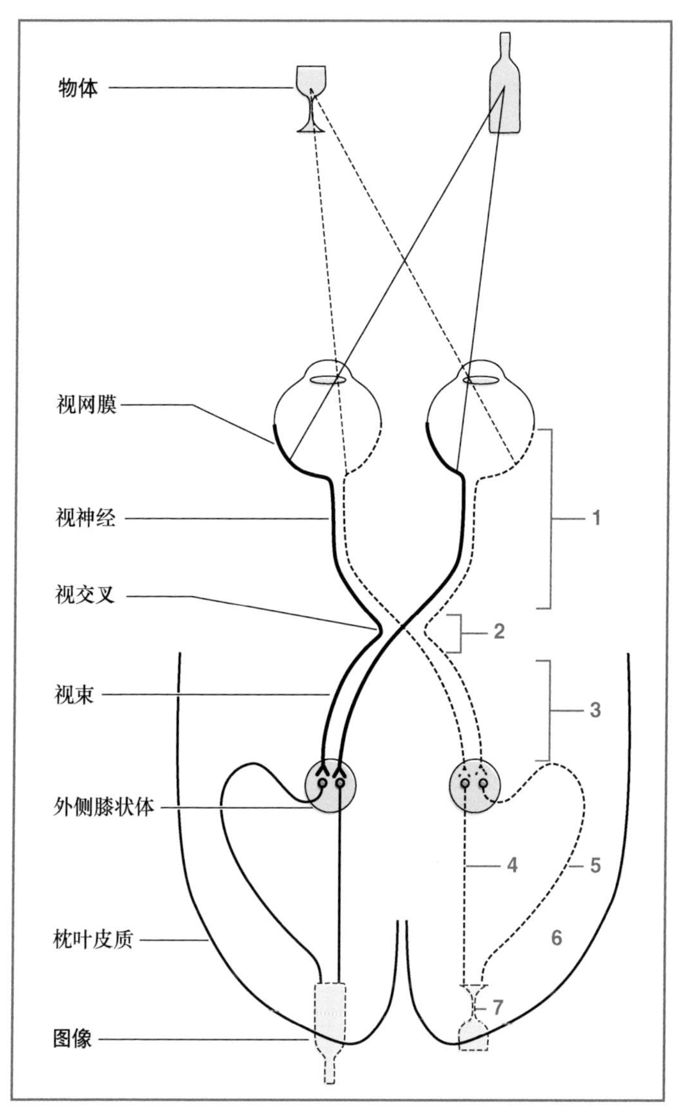

图 7.7　标有病变位置的视觉通路。数字和图 7.6 中对应

- **同向性象限盲**：双眼相同 1/4 象限视野缺损。分为一致性或非不一致性（见上文）。
- **同向性偏盲**：双眼相同半侧视野缺损。依据视野缺损区的功能保留程度而分类（如可以看到移动的目标），是否为一致性或非一致性，以及有或无黄斑回避。

- **其他**，包括如（1）中描述的双侧视野缺损。

记录你的发现：例如，“患者瞳孔对光反射和调节反射正常。他的视力是右眼6/6，左眼6/12。存在右侧同向性偏盲，是一致性的且有黄斑回避。”

意义

见图7.6和图7.7。

（1）限于一只眼的视野缺损：提示眼球、视网膜或视神经病变。

- **限制性视野**：慢性视盘水肿、慢性青光眼。
- **管状视野**：不提示器质性病变——提示转换障碍。
- **暗点**：多发性硬化、中毒性视神经病、缺血性视神经病、视网膜出血或梗死。
- **盲点扩大**：视盘水肿。
- **水平视野缺损**：提示血管性原因（视网膜梗死或缺血性视神经病）。

（2）双眼视野缺损：提示位于视交叉或视交叉后或双侧视交叉前的病变。

- 双颞侧偏盲
  - 上1/4象限＞下1/4象限：下部视交叉压迫，常为垂体腺瘤；
  - 下1/4象限＞上1/4象限：上部视交叉压迫（更罕见），常为颅咽管瘤。

下面列出的视野缺损的常见原因是脑梗死、脑出血、肿瘤或头部外伤。

- **同向性**象限盲
  - 上象限盲：颞叶病变；
  - 下象限盲：顶叶病变。
- **同向性**偏盲
  - 非一致性：视束病变；
  - 一致性：外侧膝状体之后病变；
  - 黄斑回避：枕叶皮质病变（或视束或视辐射的部分性病变）。

第 8 章

脑神经：眼 2——眼底

背景

检眼镜有一个光源和一个光学系统，可以用来检查眼底（图 8.1）。

可移动部分为：

- 开关，常包括亮度控制；
- 焦距盘（有时有 2 个）；

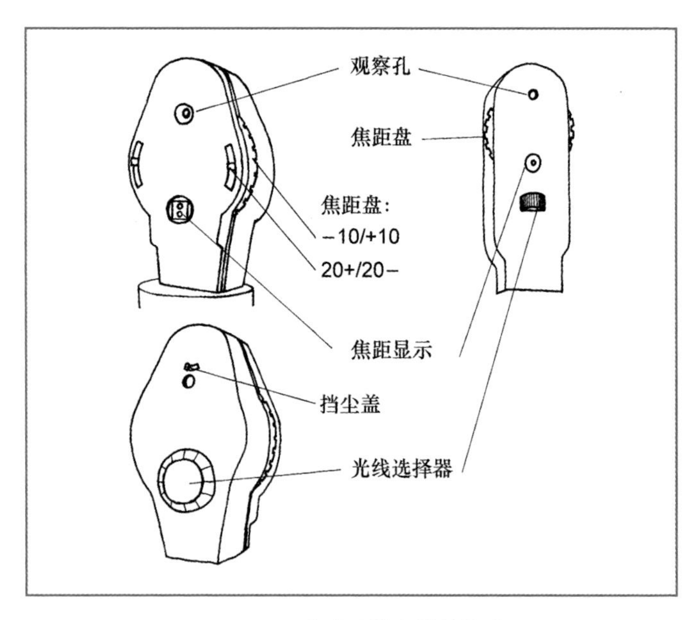

图 8.1　两种常用检眼镜的构成

- 有时带光线选择器；
- 有时带挡尘盖。

焦距盘用于矫正你的视力和患者的视力。

1. 如果你是近视者而又不戴眼镜或角膜镜，你应逆时针旋转焦距盘来聚焦观察一个正常的眼睛，如果你是远视者，则应顺时针旋转。在检查患者之前先确定你需要怎样矫正。
2. 如果患者是近视，应逆时针旋转焦距盘；如果是远视者，则应顺时针旋转。

✔ **提示** 斜向观察患者所配戴的眼镜，会告诉你是近视还是远视，并能了解严重程度。如果透过镜片观察他的脸变小，他是近视；如果他的脸变大，他是远视。改变的程度提示轻重。

光线选择器可选择：

- 标准用于一般用途；
- 窄光用于观察黄斑；
- 对准（似枪膛视野）以测量视杯的大小；
- 绿光以便于观察出血（红色显得更暗）。

常见错误

- 第二焦距盘，选项有 0、+ 20 和 − 20，不设定为 0。
- 选择了不正确的光线，或选择圈放在两个选择档之间。
- 没有去掉挡尘盖。
- 电池无电（最常见的问题）。

怎样做

- 关掉灯光或拉上窗帘。
- 坐在患者的对面。
- 将焦距设至0，打开光源并使之处于合适的光线。
- 让患者在眼睛水平注视远处一个特定的点（如灯的开关、墙壁上的一点）。

检查右眼（图8.2）：

- 右手持检眼镜。
- 靠近患者的右侧。
- 保持检眼镜与患者的眼睛在同一水平面，与固视线成约15°角，从距离30 cm处看向其右眼。对准其头后部的中心。远离另一只眼睛的视线。
- 瞳孔应呈现粉红色，就像不太好的闪光照片。这是红色反射。
- 眼睛中的不透明体，主要是白内障和漂浮物，呈现一个轮廓影像。白内障通常表现为纤细的网状。
- 逐渐向眼睛移动光线。
- 保持同一水平面，看向患者头部后方。这将使你和他的固视线成大约15°角。
- 鼓励患者保持看向远方的点，而不是光。
- 使检眼镜距离眼睛1～2 cm之内。
- 保持检眼镜与患者的眼睛及固视点在同一水平。
- 如上所述对检眼镜进行调焦。

如按上述程序进行操作，将看到视盘。如未看见视盘，对准一条血管并追踪它。血管分支的锐角和动静脉的汇合提示追踪的方向。或者，重来一次检查。

> ✔ **提示** 保持患者的眼睛、固视点和检眼镜在同一平面至关重要。

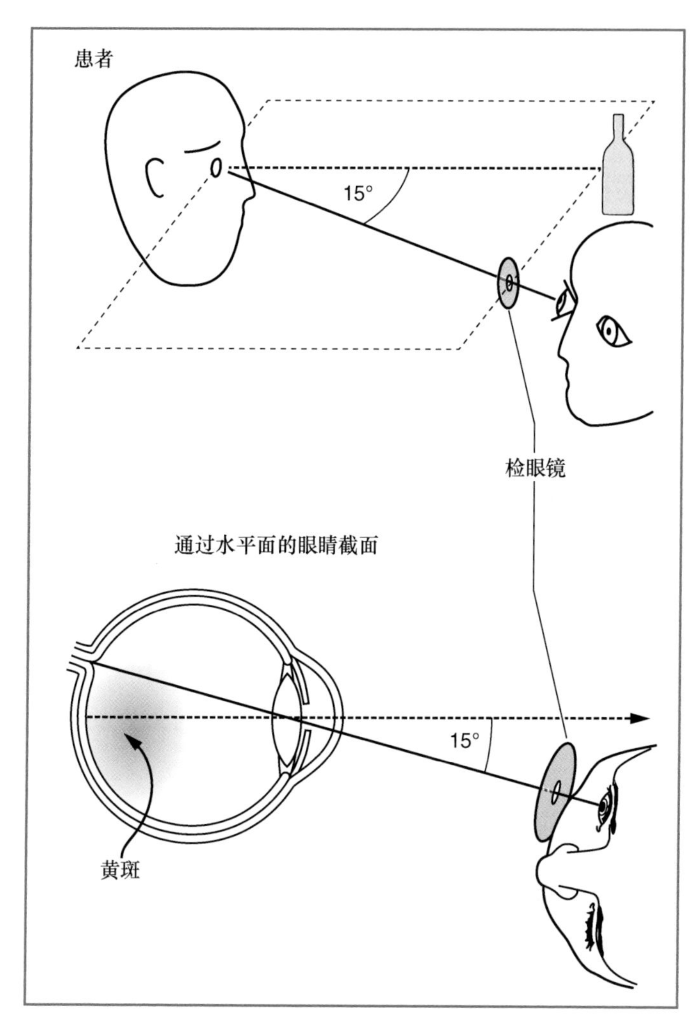

图 8.2　用检眼镜检查患者

常见错误

无晶状体眼（缺少晶状体）：高度远视——使用高度正性的镜片或让患者戴上眼镜后再检查。

检查左眼：左手持检眼镜，用你的左眼观察。如果用你的右眼看患者的左眼，你的鼻子将会蹭到患者。多数人开始时觉得这部分检查很困难，所以你必须保持。

1. 观察视盘

- 注意颜色。
- 观察视盘边缘。看上去清楚吗?
- 观察视杯。

2. 观察血管

动脉（浅色的）的直径应为静脉（酒红色的）直径的2/3。

- 观察动脉的直径。
- 观察动静脉交叉处。
- 观察血管的走行。
- 观察进入视盘处的视网膜静脉，注意其有无搏动，由凸起变为凹陷。沿静脉全长观察时最好的位置是进入视杯处的静脉。

3. 观察视网膜背景

- 观察血管的毗邻。
- 系统地观察所有四个象限。

检查所见

1. 视盘

见图 8.3 和图 8.4。

视杯位于视盘中心略偏鼻侧。直径通常不超过视盘的50%（图 8.5A 和图 8.6）。

视神经头肿胀（图 8.5B）。这可由视盘水肿或是视盘炎引起。视盘水肿通常造成更显著的肿胀，伴有视盘边缘的隆

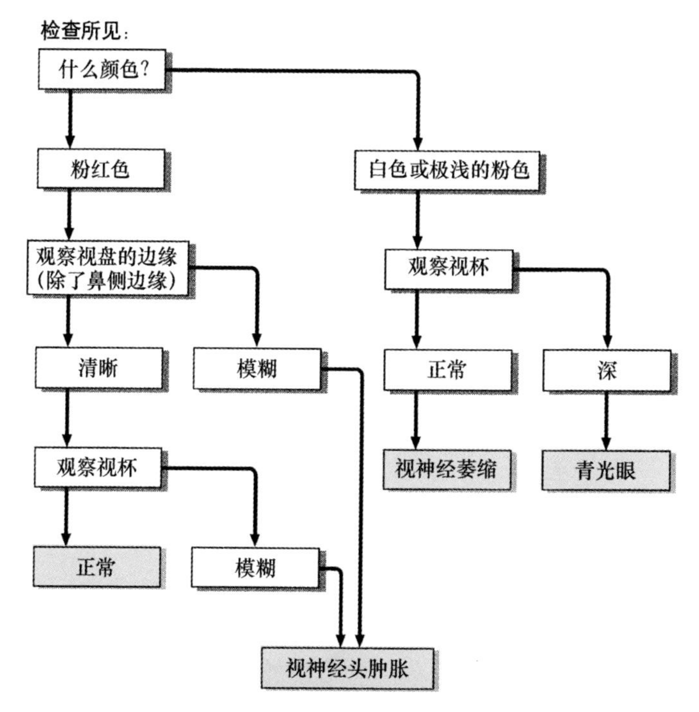

图 8.3　**流程图：视盘异常**

起——不一定伴视力障碍（可有盲点扩大）。视盘炎则伴随视力丧失，尤其是中心暗点的扩大。

肿胀的视盘常很难发现，会观察到血管消失处没有明显的视盘。

视盘水肿和视盘炎的区别可按如下记忆：

- 你什么都看不到（找不到视盘）＋患者能看到一切（视力正常）＝视盘水肿。
- 你什么都看不到＋患者什么都看不到（严重的视力丧失）＝视盘炎。
- 你能看到一切（正常形态的视盘）＋患者什么都看不到＝球后视神经炎。

视神经头非常苍白——视神经萎缩（图 8.5C）。

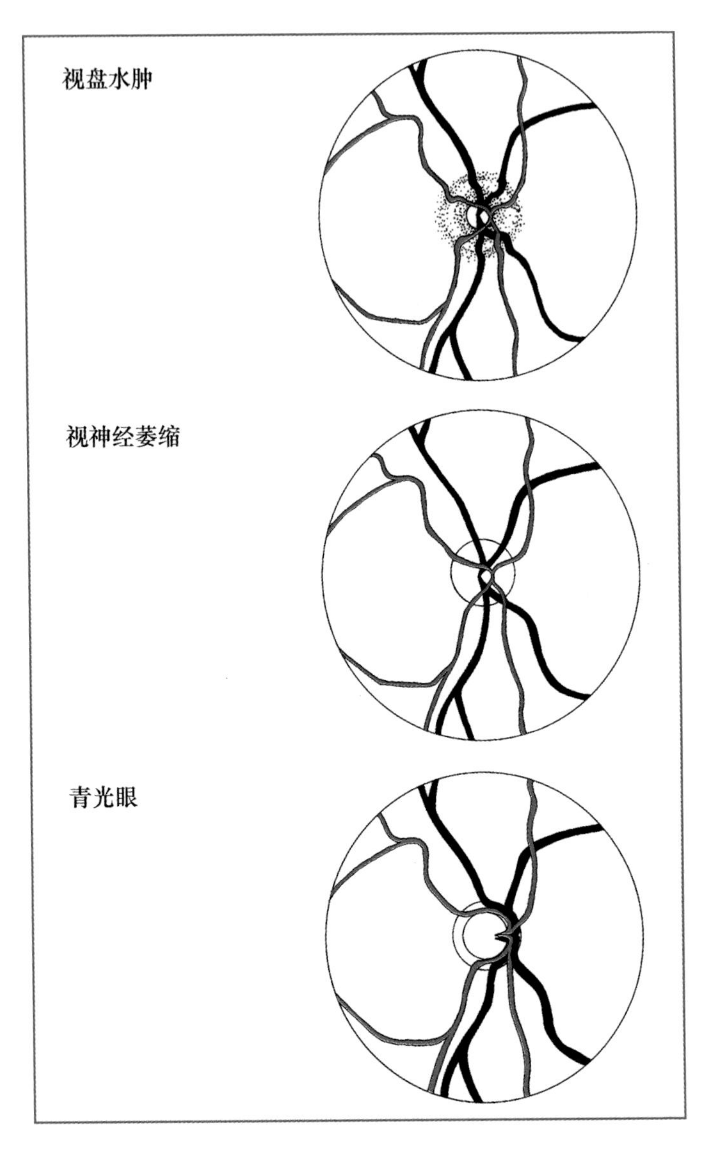

图 8.4 视盘异常

视杯显著扩大，占据视盘的大部分——青光眼（图 8.5D）。

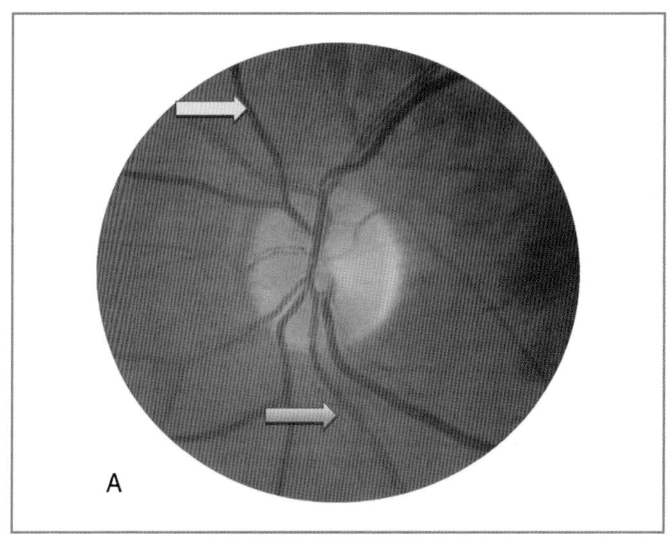

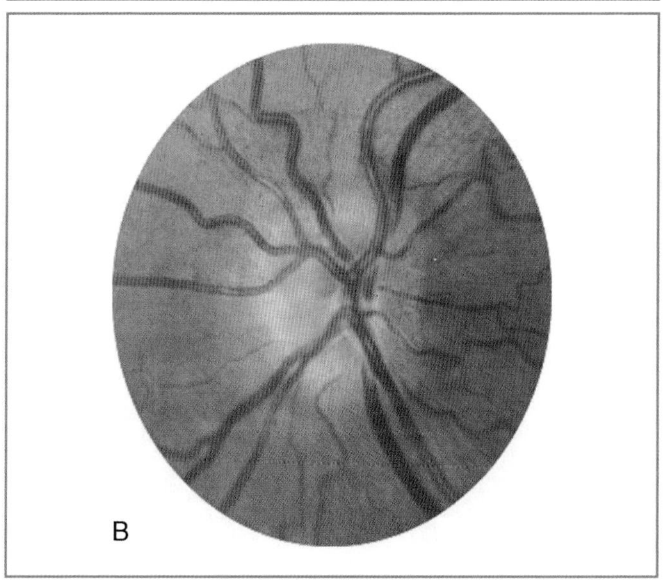

图 8.5　**A.** 正常视盘：蓝色箭头＝动脉，黄色箭头＝静脉；**B.** 视盘水肿

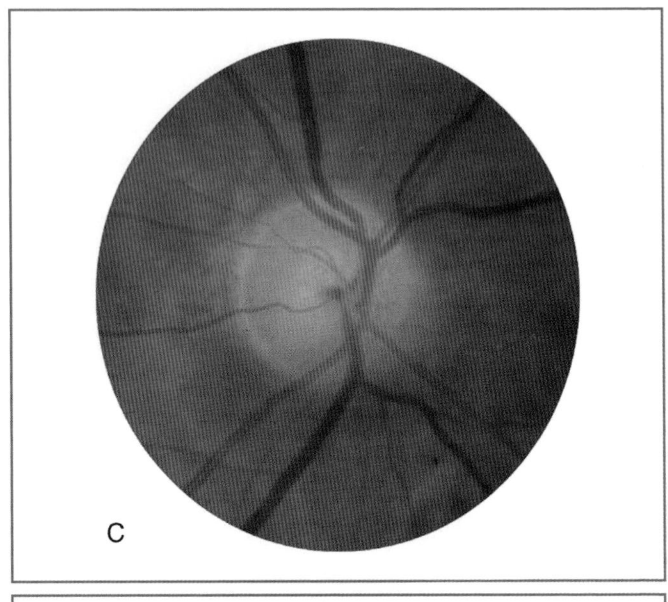

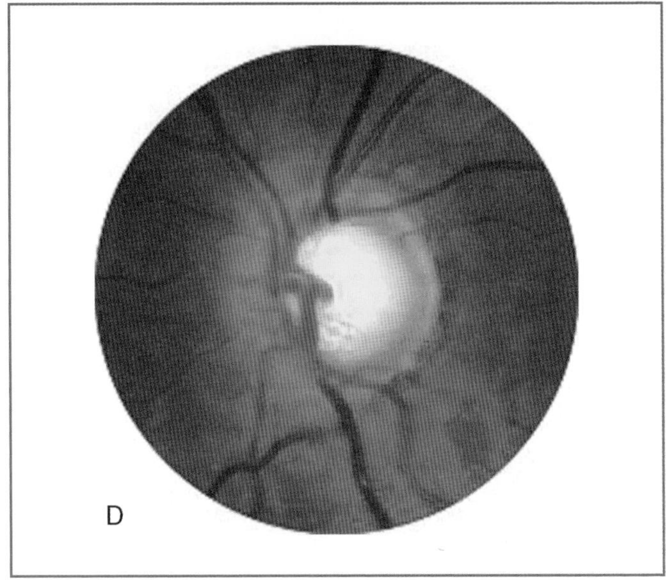

图 8.5 续。**C.** 视神经萎缩，注意视盘苍白；**D.** 青光眼，注意视杯增宽

常见错误

- 鼻侧边缘模糊：正常，常被误认为视盘水肿。
- 颞侧苍白：正常较鼻侧苍白，常被误认为异常。
- 近视眼底：近视的眼睛大，所以视盘显得苍白，可能被误认为视神经萎缩。
- 远视眼底：眼睛小，眼底显得拥挤，可能被误认为视盘水肿。
- 玻璃膜疣：可能出现在视盘上的胶样小体，可能被误认为视盘水肿。
- 视盘边缘色素沉着：正常——可能使视盘显得苍白。
- 有髓神经纤维：不透明的白色纤维，常从视盘向外周放射，可能被误认为视盘水肿。

2. 血管

- 动脉管径不规则。
- 动静脉交叉压迫：在动脉横跨静脉处，静脉显著狭窄。
- 新生血管形成：新生的血管呈现为细叶状，常靠近视盘，常从视网膜面上发出来，因此可能不在焦距中。
- 动脉腔内的亮黄色物质：胆固醇栓子。
- 视网膜静脉看到搏动＝视网膜静脉搏动存在。

常见错误

（见图 8.6）

- 脉络膜动脉：从视盘边缘向黄斑走行的小血管。可被误认为新生血管。
- 迂曲的血管：正常。

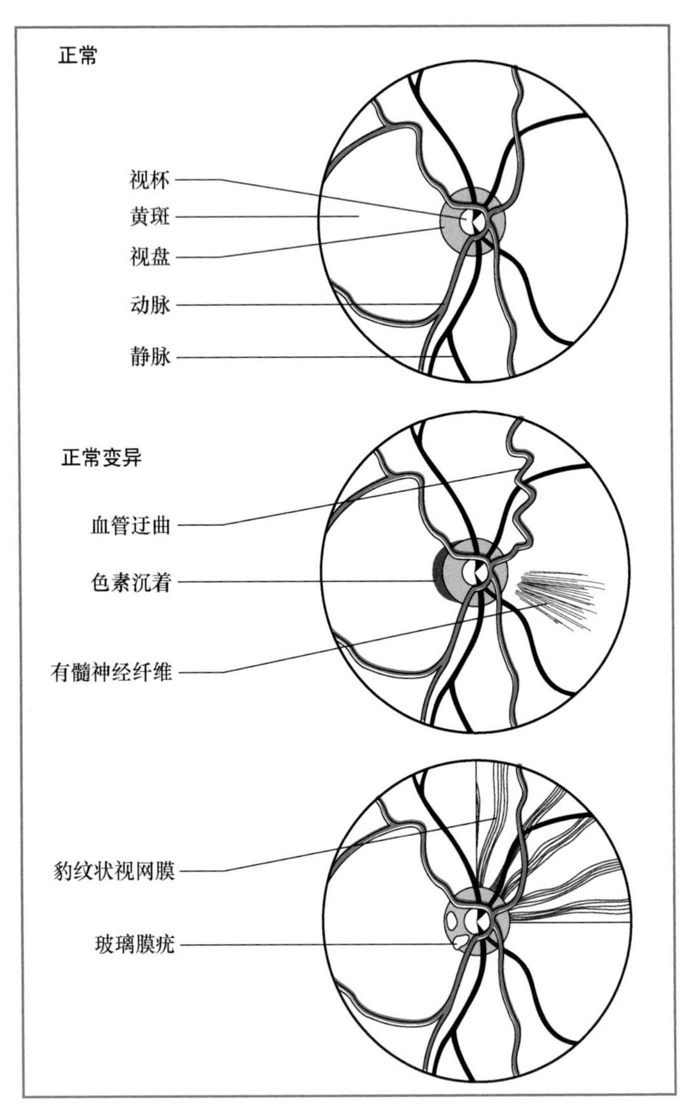

图 8.6 正常变异

3. 视网膜背景（图 8.7）

一般背景

- **色素沉着背景**：正常，尤其在深肤色人群中。如呈条带状，称为豹纹样。
- **苍白**：
  - 清晰：在浅肤色人群中正常，也见于白化病患者。
  - 模糊：黄斑呈“樱桃红”点状，血管狭窄，见于视网膜动脉闭塞。

红色病变

- **点状出血**：邻近血管的微动脉瘤。
- **斑状出血**：微动脉瘤所致的视网膜深层出血。点状和斑状出血见于糖尿病视网膜病变。
- **火焰状出血**：被神经纤维塑成扇状的表浅出血，原点朝向视盘，见于高血压视网膜病变；鲜红色出血见于视网膜静脉血栓形成，可能仅位于视网膜的 1/4 或一半。
- **玻璃体下出血**：不规则表浅出血，通常顶端平整，见于蛛网膜下腔出血患者。

白色或黄色病变

- **硬性渗出**：黄色而边缘锐利的病变。可在黄斑周围形成环状——*黄斑星芒状皱褶*，见于糖尿病和高血压。
- **棉絮状渗出斑**：白色蓬松的斑点，有时也称为软性渗出，由视网膜梗死导致，见于糖尿病、系统性红斑狼疮和获得性免疫缺陷综合征（acquired immunodeficiency syndrome，AIDS）。

黑色病变

- **痣**：扁平，通常是圆形病变——*正常*。

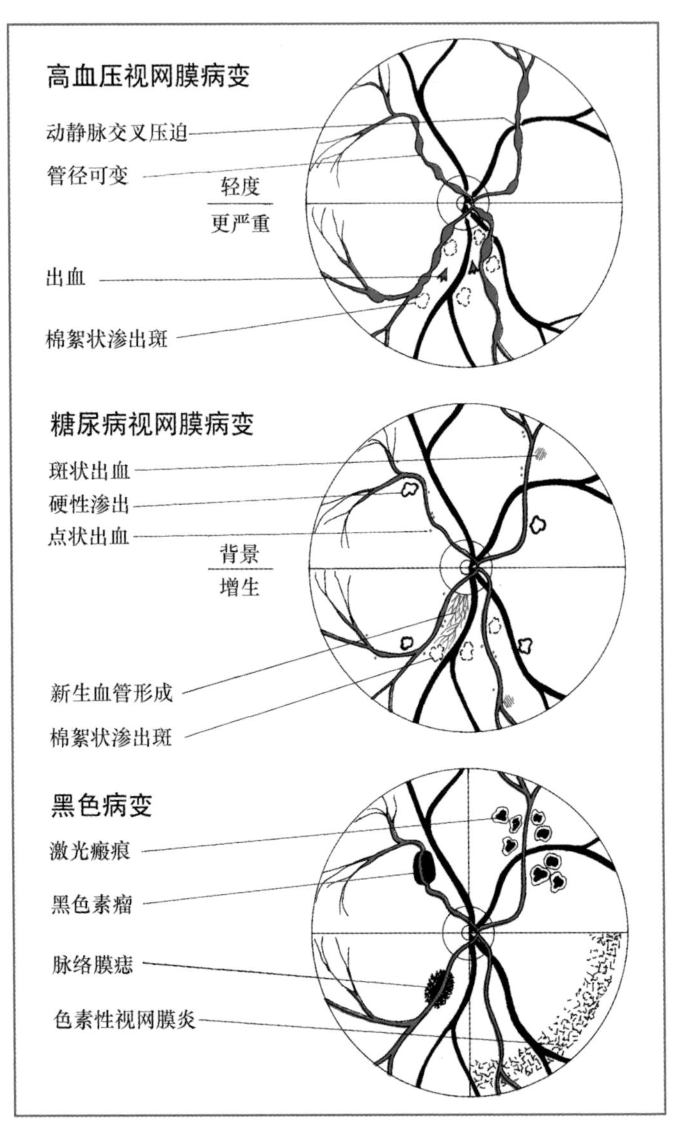
高血压视网膜病变
动静脉交叉压迫
管径可变
轻度
更严重
出血
棉絮状渗出斑
糖尿病视网膜病变
斑状出血
硬性渗出
点状出血
背景
增生
新生血管形成
棉絮状渗出斑
黑色病变
激光瘢痕
黑色素瘤
脉络膜痣
色素性视网膜炎

图 8.7 视网膜异常

- **激光烧伤**：黑色边缘的圆形病变，通常形状规则。常被误认为色素性视网膜炎。
- **色素性视网膜炎**：少见，类似于视网膜周边的骨针样黑色病变。
- **黑色素瘤**：突起的不规则形恶性肿瘤。

意义

1. 视盘

- **视网膜静脉搏动**存在：提示颅内压正常，所以如果看见非常有帮助。视网膜静脉搏动消失可见于 15% 的正常人，因此消失可能是正常现象或反映颅内压升高。
- **视盘水肿**。常见原因：颅内压增高（注意：无水肿不能除外）。少见原因：恶性高血压、高碳酸血症。
- **视盘炎**。常见原因：多发性硬化、特发性。
- 视神经萎缩：
  - 原发性。常见原因：多发性硬化、视神经压迫、视神经缺血。少见原因：营养缺乏、维生素 B_{12} 和 B_1 缺乏、遗传性。
  - 继发性：继发于视盘水肿后。
- **深视杯**：慢性青光眼——通常为特发性。

2. 血管和视网膜背景

- 高血压视网膜病变（图 8.7，图 8.8 A 和 B）：
  - Ⅰ期：小动脉狭窄和血管不规则。
  - Ⅱ期：动静脉交叉压迫
  - Ⅲ期：火焰状出血、硬性渗出和棉絮状渗出斑。
  - Ⅳ期：视盘水肿。
- 糖尿病视网膜病变（图 8.7，图 8.8 C 和 D）：
  - 背景期：微动脉瘤、点状和斑状出血、硬性渗出。

– 增生期：棉絮状渗出斑和新生血管形成。

- 胆固醇栓子：单侧近端动脉粥样硬化性病变——通常颈内或颈总动脉狭窄。

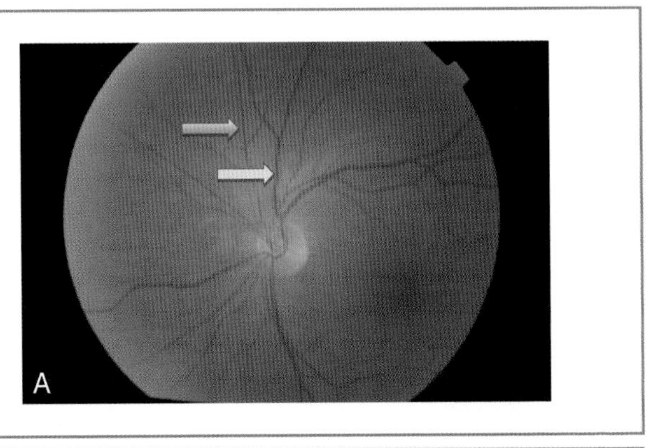

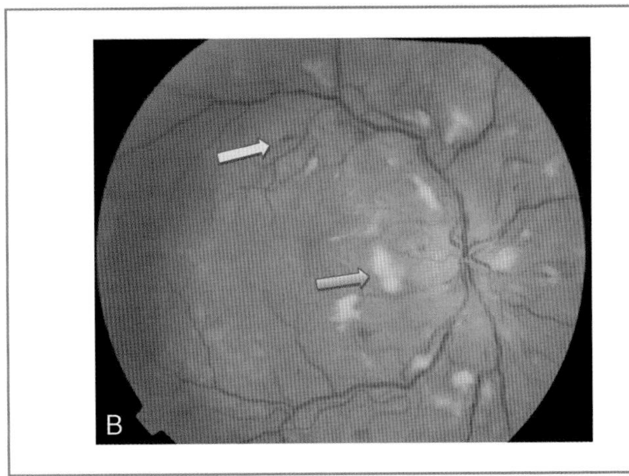

图 **8.8** **A.** 正常视网膜：蓝色箭头＝动脉；黄色箭头＝静脉；**B.** 重度高血压视网膜病变：蓝色箭头＝棉絮状渗出斑，黄色箭头＝火焰状出血

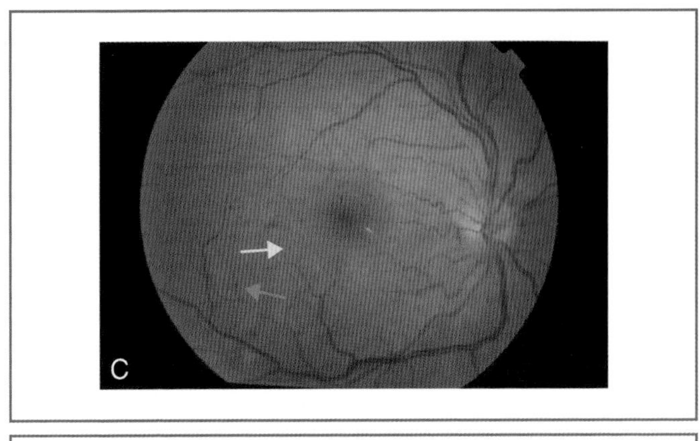

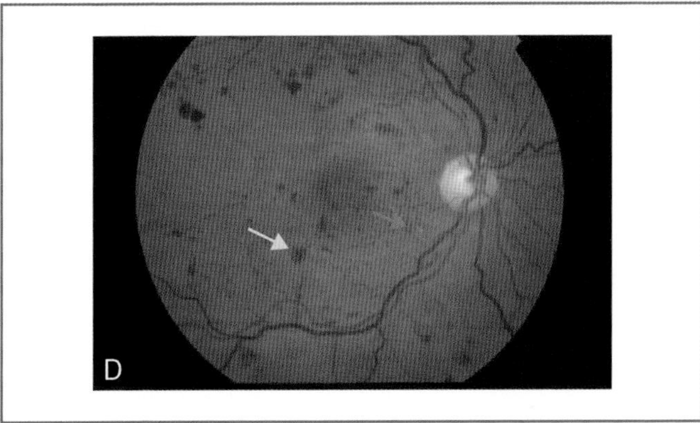

图 8.8　续。**C.** 背景期糖尿病视网膜病变：蓝色箭头＝斑状出血，黄色箭头＝点状出血；**D.** 重度糖尿病视网膜病变：蓝色箭头＝硬性渗出，黄色箭头＝斑状出血

第 9 章

第Ⅲ、Ⅳ、Ⅵ对脑神经：眼球运动

背景

眼球运动分为四种类型：

- **眼球扫视运动**：从一个固视点到另一个的快速运动。当你的目光从书本到屋里的人时或当别人告诉你抬头看时，你用到的是眼球扫视运动。
- **眼球跟踪运动**：缓慢的眼球运动用于对移动的物体保持固视。例如，保持注视正穿过房间的人。
- **前庭-位置性眼球运动（前庭-眼反射）**：眼球运动代偿头部运动以保持固视。
- **辐辏**：对移至面前的物体保持固视。这在临床实践中很少受累。

控制上述眼球运动的部位不同（图 9.1）。

眼球运动类型	控制部位
扫视（命令）	额叶
跟踪	枕叶
前庭-位置性	小脑与前庭神经核
辐辏	中脑

在脑干中，来自额叶、枕叶、小脑以及前庭神经核的输入发生整合，这样双眼可以同步运动。重要的结构是脑

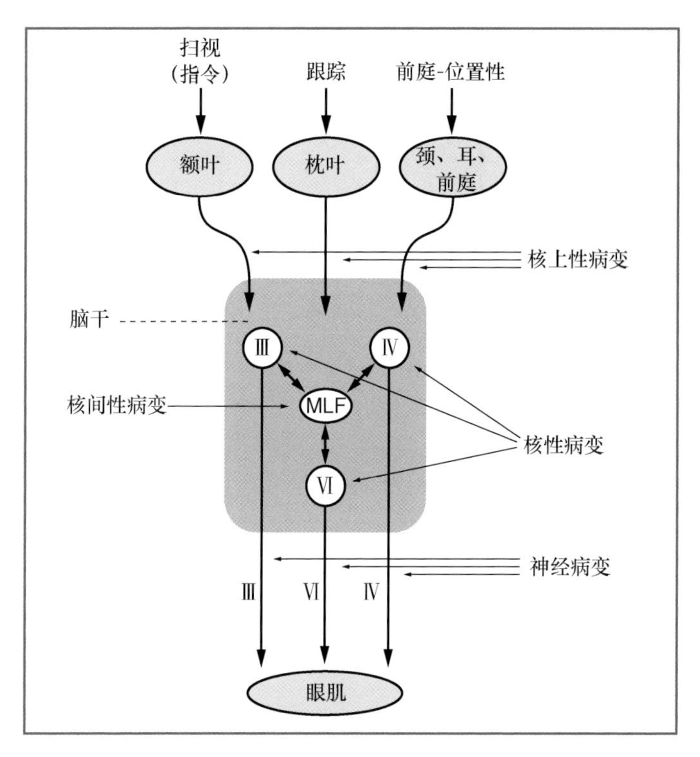

图 9.1　眼球运动的控制

桥的侧视中枢和内侧纵束（medial longitudinal fasciculus，MLF），后者联系第Ⅲ和第Ⅳ对脑神经的核团（位于中脑）以及第Ⅵ对脑神经的核团（位于脑桥）。

第Ⅲ、Ⅳ、Ⅵ对脑神经然后支配下列肌肉（图 9.2）：

- Ⅵ：仅外直肌；
- Ⅳ：仅上斜肌（superior oblique muscle，SO）（可快速记忆为“SO4”）
- Ⅲ：其他眼肌。

异常可来自任何水平（图 9.1）：

无复视（通常情况）

- 核上性（神经核以上）。

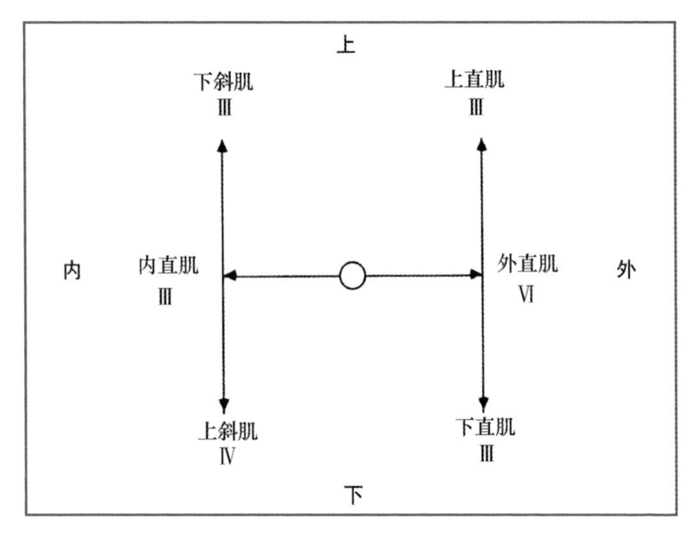

图 9.2 参与眼球运动的肌肉

- 核间性（神经核之间的连接；MLF）。
- 核性。

有复视

- 神经。
- 神经肌肉接头。
- 肌肉。

核间性和核上性病变很少引起复视。

复视规则

- 在受累眼肌的注视方向上，复视程度最大。
- 外侧的图像为虚像。
- 虚像由患侧眼产生。

怎样做

观察头的位置。

- 头部向远离第Ⅳ对脑神经病变的方向倾斜。

观察眼部。

- 注意上睑下垂（见第 7 章）。
- 注意眼球静止位和第一凝视眼位。

观察第一凝视眼位时眼球的位置。

- 两眼分离还是会聚？
- 是否一个眼睛看上去上视或下视——反向偏斜？

进行遮盖测试（图 9.3）。

遮盖测试

怎样做

这是隐性斜视的测试。

让患者用双眼看你的右眼，而后盖住他的左眼。然后快速地去除左眼遮盖，并遮盖右眼。观察左眼是否需要纠正才能回看你的眼。重复上面的动作，遮盖左眼，观察右眼。

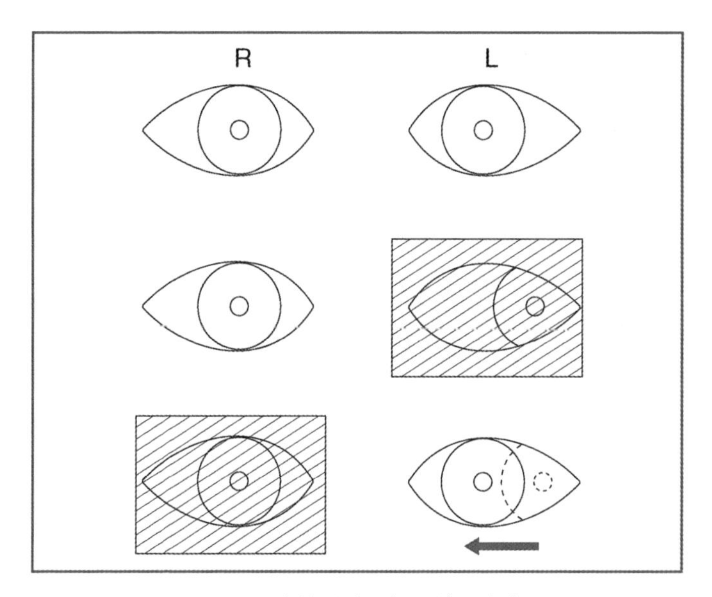

图 9.3　遮盖测试。解释请见文中

检查所见

如果一侧眼睛在去除遮盖时需要移回固视点（来纠正），则提示患者存在隐性斜视，可分为分离性和会聚性两种。

意义

- **隐性斜视**：先天性斜视通常出现在弱视眼（以及儿童的近视眼）——常见。

测试眼球跟踪运动

- 在距患者50 cm远的地方，在他的注视中心处垂直拿着一支笔。让他头部不动，眼睛跟着笔，并且如果看到重影（复视）时告诉你。你可以轻轻托住他的下颌以避免头动。
- 缓慢移动笔。让患者如果看到重影就告诉你：
  - 从一侧移向另一侧；
  - 从中央上、下移动；
  - 在侧视的极限处上、下移动。
- 确保患者的鼻子在侧视极限处不会挡住看见笔的视线。

常见错误

- 目标过近。
- 目标移动过快。
- 患者被允许活动头。
- 在偏盲的患者中，目标如果向偏盲侧移动太快可能从患者的视野中消失。因此在偏盲的情况下，目标必须移动非常慢。

在你做这些时，观察患者眼球的运动。

- 双眼在全部范围内都能运动吗？估测各个方向上运动减少的百分比。
- 眼球运动平滑吗？
- 双眼一起运动吗？
- 观察眼球震颤（见下一章）。

如果患者在任一阶段报告复视：

- 确定图像是并排、上下，还是成角。
- 确定图像分开最远的方向。
- 在此位置，迅速遮住一眼并询问哪一个图像消失：内侧还是外侧。遮住另一眼重复这一检查（图 9.4）。

测试眼球扫视运动

- 面对患者。在你前方举起双手，双手相距约 30 cm，距患者前方约 30 cm。
- 让患者从你的一只手看至另一只手。
- 观察眼球运动：是否是充分的，运动是否平滑，是共同运动吗？
- 尤其观察内收的速度。
- 然后将你的手垂直上、下放置，相距约 30 cm，让患者从你的一只手看至另一只手。
- 再一次观察眼球运动：眼球是否是正常速度且在完整范围内运动？

测试辐辏

让患者看向远处，然后看向放在他前方 50 cm 处的你的手指。逐渐靠近眼睛，观察眼球辐辏的极限。

前庭-眼反射（玩偶眼手法）

这项测试最常用于意识障碍的患者，它提供了检查眼球运动的方法。在神志清楚但眼球在执行指令或追踪运动时受限的患者中，这项测试可用来证实在前庭-位置性刺激中眼球运动保留，提示核上性眼球运动异常。

让患者看向远处一个固定点，把他的头转向左侧，然后转向右侧，并屈、伸颈部。

眼球应在眼眶内转动，保持向前凝视。

检查所见

- 第一凝视眼位时**眼球方向互相偏离**：
  - 在各凝视方向上，偏离**持续存在**＝会聚性或分散性共同性斜视。
  - 一只眼向下外侧偏斜，伴上睑下垂＝第Ⅲ对脑神经病变。
  - 眼球排列在不同垂直平面＝反向偏斜。
- 患者有复视（图9.4）：

  试着回答下列问题：

  是单神经（Ⅵ、Ⅲ或Ⅳ）缺损吗（图9.5）？

  - 如果是第Ⅲ对脑神经缺损，是内科性（瞳孔不受累）还是外科性（伴瞳孔扩大）？

  如果不是单神经：

  - 是多个单神经的联合损害？
  - 是肌无力或甲状腺功能障碍性眼病？
- 患者没有复视：比较执行指令、跟踪和前庭-位置性测试时的眼球运动。

其他常见异常：

- 患者不能向一侧看＝侧视麻痹；检查对前庭-眼反射测试的反应（图9.6）。
- 患者不能上视＝上视麻痹。
- 患者不能下视＝下视麻痹。

复视

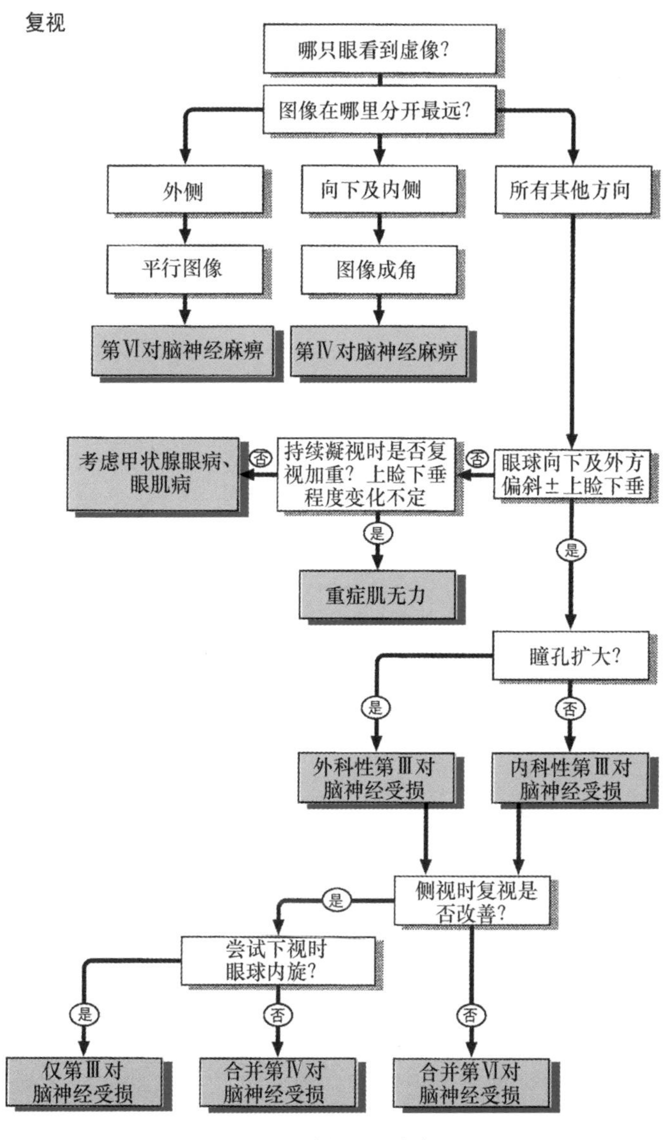
哪只眼看到虚像?
图像在哪里分开最远?
外侧
向下及内侧
所有其他方向
平行图像
图像成角
第Ⅵ对脑神经麻痹
第Ⅳ对脑神经麻痹
考虑甲状腺眼病、眼肌病
否
持续凝视时是否复视加重？上睑下垂程度变化不定
否
眼球向下及外方偏斜±上睑下垂
是
重症肌无力
是
瞳孔扩大?
是
否
外科性第Ⅲ对脑神经受损
内科性第Ⅲ对脑神经受损
是
侧视时复视是否改善?
尝试下视时眼球内旋?
是
否
否
仅第Ⅲ对脑神经受损
合并第Ⅳ对脑神经受损
合并第Ⅵ对脑神经受损

图 9.4　流程图：复视

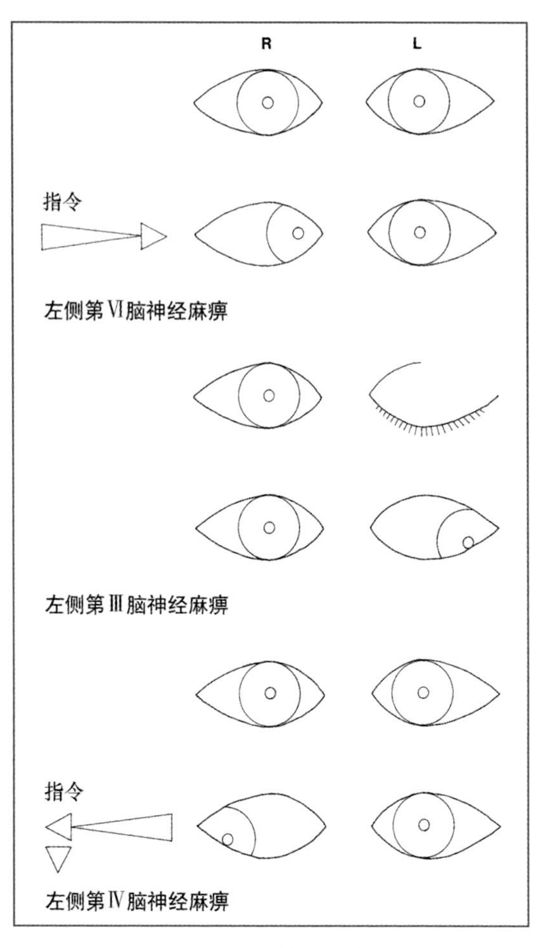

图 9.5　单神经麻痹

- 眼球不能一致运动，内收显著减慢且外展眼有眼球震颤＝核间性眼肌麻痹伴共济失调性眼球震颤（图 9.7）。
- 眼球运动跟不上目标，需要第二次运动才能注视＝扫视欠射。

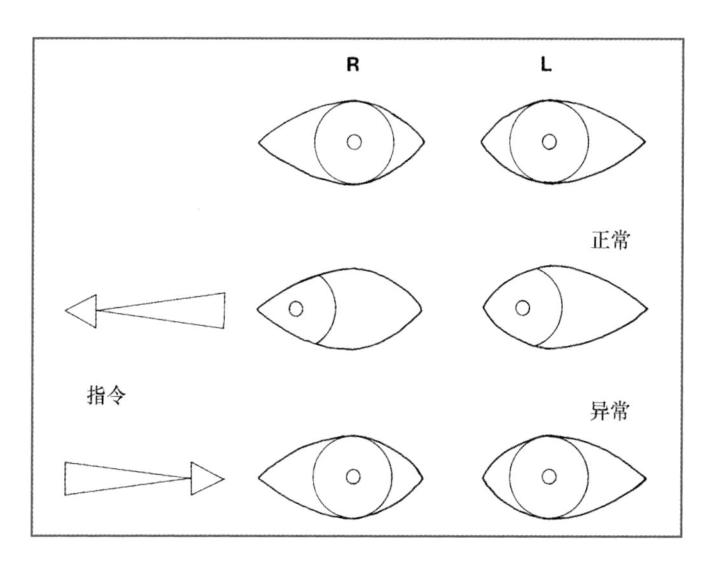

图 9.6　左侧侧视麻痹

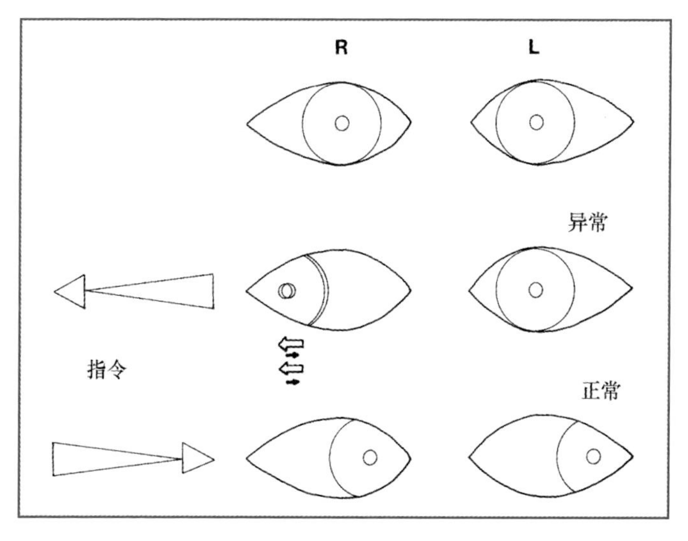

图 9.7　左侧核间性眼肌麻痹。当眼睛向右看时右眼出现眼球震颤

少见异常：

- 仅不能执行指令＝额叶病变。
- 仅不能跟踪＝枕叶病变。
- 执行指令或跟踪时眼球运动受限，而前庭-眼反射时眼球运动正常＝核上性凝视麻痹。

意义

- **反向偏斜**：脑干病变。常见原因：卒中、脱髓鞘——寻找伴随的脑干体征。
- **单个脑神经麻痹（第Ⅲ、Ⅳ或Ⅵ）**：沿神经通路的病变或神经核病变。常见原因：
  - 内科性：糖尿病、动脉粥样硬化。少见原因：血管炎、Miller-Fisher综合征（吉兰-巴雷综合征的一种类型）。
  - 外科性（注意：第Ⅲ对脑神经麻痹时瞳孔受累）：肿瘤、动脉瘤、外伤、假性定位体征或钩回疝（第Ⅲ对脑神经）。

> ✔ **提示** 后交通动脉瘤是外科性第Ⅲ对脑神经麻痹的常见原因。

- **神经核病变**：由脑干疾病引起，包括脑干梗死、多发性硬化，以及少见的脑干出血和肿瘤。
- **侧视麻痹**：可由
  - 额叶或顶叶较大的病变引起，患者看向麻痹的对侧（可通过玩偶眼手法克服）。
  - 脑桥病变引起，患者不能看向非麻痹侧，可以有其他脑桥异常的表现（面肌无力）；不能通过玩偶眼手法克服。
- **垂直性凝视麻痹**：病变在脑干上部。

侧视麻痹与垂直性凝视麻痹的常见原因：脑干梗死、多发性硬化、肿瘤。

- **核间性眼肌麻痹**：内侧纵束病变。常见原因：多发性硬化。少见原因：血管病、脑桥胶质瘤。
- **核上性麻痹**而前庭-位置性测试正常：可能伴随少动-强直综合征（第 24 章）出现，即见于进行性核上性麻痹（以前称为 Steele-Richardson 综合征），也可见于其他退行性疾病。
- **扫视欠射**：提示小脑病变——见第 23 章。

第 10 章

脑神经：眼球震颤

背景

眼球震颤（简称眼震）是眼球的摆动。可以是对称性摆动——钟摆性眼震，或一个方向更快——急跳性眼震。在急跳性眼震中，在一个方向缓慢漂移而在相反方向快速修正。通常用快相的方向来描述眼震。如果摆动是扭曲的运动，称为扭转性或旋转性眼震。

眼震可以是：

- 生理性：视动性眼震（如人从火车向窗外看时出现的眼震）；
- 周围性：由于耳部前庭系统异常，以及第Ⅷ对脑神经核或神经本身异常；
- 中枢性：由于中枢性前庭联系或小脑异常；
- 视网膜性：由于不能固视。

怎样做

让患者双眼跟踪你的手指。移动手指向上、下和两侧。在各个方向上双眼都易见手指的地方，短暂停留手指。

注意观察眼震。记录：

- 是否是对称性的，在两个方向均以相同的速度运动（钟摆性眼震），还是在一个方向上有快相而在另一方向上有慢相（急跳性眼震）。
- 快相的方向——在水平面、垂直面还是旋转的？

- 眼震发生时和最明显时的眼球位置。
- 是否仅在朝向凝视方向时出现（一度），或仅在第一凝视眼位时出现（二度），或者是否快相背离凝视方向（三度）。
- 是否外展眼较内收眼受累更明显。
- 是否仅在一个方向出现。
- 是否在多于一个方向的凝视方向出现（多向凝视诱发眼震）。

确定是中枢性还是周围性，记录：

- 持续性还是易疲劳性；
- 是否伴随眩晕感；
- 是否因固视而改善。

常见错误

- 正常情况下在极度侧向凝视时，可能见到 1 或 2 次眼震样急跳，尤其是如果目标过于靠近——确保目标保持在双眼视野内。
- 如果发现眼震样急跳，重复测试。如果是真正的眼震，会在次极限侧向凝视时出现。

特殊测试：视动性眼震

视动性眼震（optokinetic nystagmus，OKN）可用在眼前转动条纹鼓的方法测试，正常会在转动的相反方向诱发出眼震。这对于癔病性盲的患者是一个有用的测试。

良性位置性眩晕的测试在第 12 章中描述。

检查所见

见图 10.1。

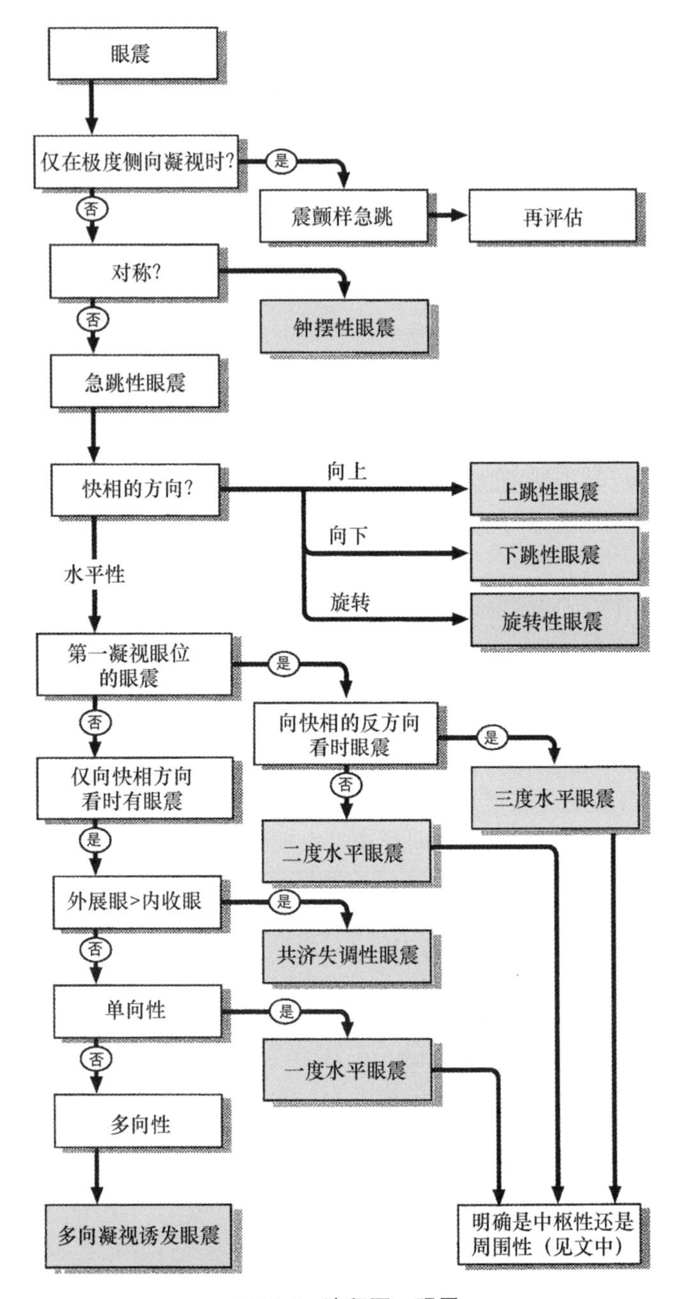
眼震
仅在极度侧向凝视时?
是
震颤样急跳
再评估
否
对称?
钟摆性眼震
否
急跳性眼震
快相的方向?
向上
上跳性眼震
向下
下跳性眼震
旋转
旋转性眼震
水平性
第一凝视眼位的眼震
是
向快相的反方向看时眼震
是
三度水平眼震
否
二度水平眼震
否
仅向快相方向看时有眼震
是
外展眼>内收眼
是
共济失调性眼震
否
单向性
是
一度水平眼震
否
多向性
多向凝视诱发眼震
明确是中枢性还是周围性（见文中）

图 10.1　流程图：眼震

确定是中枢性还是周围性。

中枢性和周围性眼震对比

	持续性	易疲劳性	伴随眩晕症状	固视减轻
中枢性	+	−	−	−
周围性	−	+	+	+

周围性眼震不伴其他眼球运动异常，通常有旋转成分。

意义

- 眼震样急跳：正常。
- 钟摆性眼震：不能固视——先天性；见于白化病和盲人，以及可能见于矿工。
- 旋转性（或扭转性）眼震：
  - 单纯旋转性眼震＝中枢性。周围性水平眼震通常有旋转成分。
- **垂直眼震**（少见）：提示脑干疾病。
  - 上跳性：提示脑干上部病变。常见原因：脱髓鞘病、卒中、Wernicke 脑病。
  - 下跳性：提示延髓-颈髓交界病变。常见原因：Arnold-Chiari 畸形、延髓空洞症、脱髓鞘病。
- 水平眼震（常见）：
  - **共济失调性眼震**：外展眼眼震＞内收眼眼震，伴核间性眼肌麻痹（见第 9 章）。常见原因：多发性硬化、脑血管病。
  - **多向凝视诱发眼震**：凝视方向的眼震，发生于超过一个方向。通常是中枢性的——小脑性或前庭性。小脑综合征。常见原因：药物毒性（尤其是抗惊厥药）、酒精、多发性硬化。少见原因：小脑变性、小脑肿瘤。
  - **中枢前庭综合征**。常见原因：年轻患者——多发性硬化，年老患者——血管病。

- **单向眼震**：二度或三度水平眼震通常是中枢性的；如果是周围性的，则一定是急性的且伴随重度眩晕。一度水平眼震可能是中枢性的或周围性的。

  周围性：

  - **周围前庭综合征**。常见原因：前庭神经元炎、梅尼埃病、血管病。

  中枢性：

  - **单侧小脑综合征**。常见原因：和中枢前庭综合征一样。少见原因：肿瘤或脓肿。
  - **单侧中枢前庭综合征**。常见原因：和中枢前庭综合征一样。

- 不常见和罕见的眼球运动异常：
  - **斜视性眼阵挛**：眼球在水平旋转或垂直方向的快速摆动——提示脑干疾病，位置不定，常是副肿瘤综合征。
  - **眼球浮动**：眼球在垂直平面上下浮动——合并脑桥疾病。

第 11 章

第Ⅴ和Ⅶ对脑神经：面部

背景

面神经：第Ⅶ对脑神经

面神经的周围功能可以记为“面、耳、味、泪”：

- 面：面部表情肌和瞬目肌；
- 耳：镫骨肌（减弱噪声的肌肉），以及外耳道与邻近耳郭的感觉支配；
- 味：舌前 2/3；
- 泪：泪腺的副交感神经支配。

对于**下运动神经元性（lower motor neurone，LMN）面肌无力**，所有肌肉均受累。

对于**上运动神经元性（upper motor neurone，UMN）面肌无力**，额部相对保留。

三叉神经：第Ⅴ对脑神经

感觉

有三个分支：

- 眼支（V_1）；
- 上颌支（V_2）；
- 下颌支（V_3）。

分布见图 11.1。注意：V_1 支配角膜。

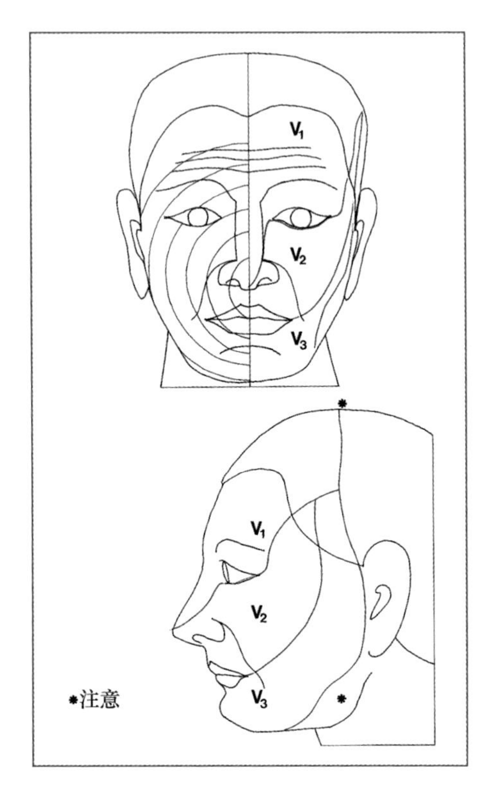

图 11.1 面部感觉。左侧：三叉神经的眼支（V_1）、上颌支（V_2）和下颌支（V_3）。右侧：失神经支配的口罩样分布。自鼻向外的环对应沿脑干向下部位。注意：下颌角不由三叉神经支配

运动

三叉神经支配咀嚼肌。

怎样做

观察面部全貌。

- 是否有一般的内科综合征（如甲状腺功能亢进或减退、库欣病、肢端肥大症或 Paget 病）？
- 面部无运动？
- 是否有异常的运动？（见第 24 章）？

面神经：怎样做

看面部的对称性。

- 注意鼻唇沟和额纹（图 11.2）。
- 观察自发动作：微笑、眨眼。

让患者做：

- **示齿**（示范）。
- **吹口哨。**
- **用力闭目，好像眼里进了肥皂**（示范）。
  - 观察眼球运动；
  - 评估用你的手指努力扒开他的眼睛的力量。
- 向上看天花板。

关注对称性运动。

比较前额肌肉和下部面肌的力量。

下运动神经元性（LMN）病变中，当试图闭目时可以看到眼球向上转——Bell 现象。

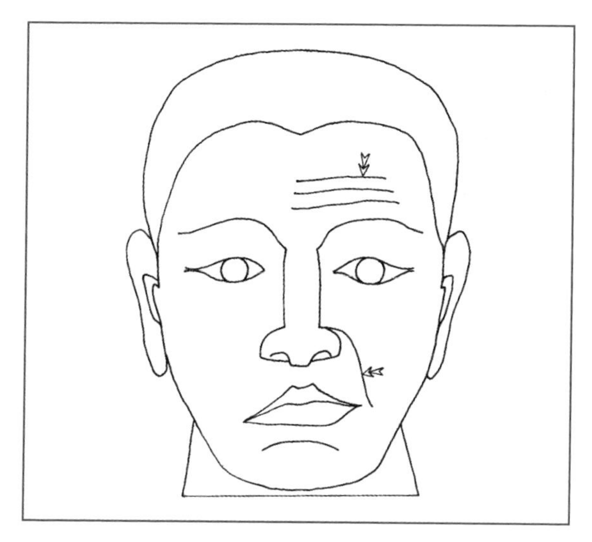

图 11.2 右侧面神经下运动神经元性病变。注意面纹消失及口角下垂

常见错误

- 轻度的面部不对称，不伴无力：正常。让患者照镜子。
- 上睑下垂不是由于面神经支配的肌肉无力所致。

面神经的其他功能

观察外耳道——面神经的表皮分布。注意有无提示带状疱疹的小囊泡。

提供舌前 2/3 的味觉。味觉很少检测，需要盐水溶液和糖溶液。用棉签浸入溶液，然后放在舌上让患者识别。分别测试双侧舌前 2/3 和后 1/3。

面神经：检查所见

见图 11.3。

如果不检测，则双侧面神经无力可能很容易遗漏。如

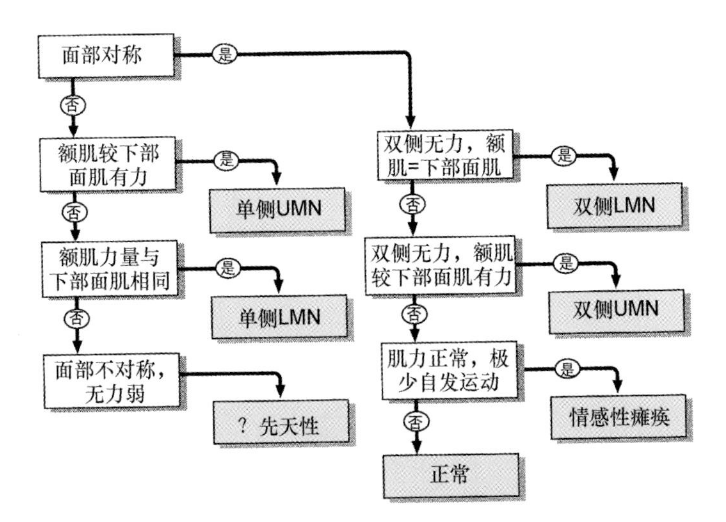

图 11.3　流程图：面神经异常。**UMN**，上运动神经元性；**LMN**，下运动神经元性

果当你和他说话时，你感到患者似乎很冷漠，应该考虑到这点。他可能不是抑郁，他的面部可能不能活动！

当让患者吹口哨后微笑表情消失，见于帕金森综合征所致的情感性瘫痪："口哨-微笑"征。

面神经：意义

- **单侧下运动神经元性无力**：面神经或其脑桥神经核的病变。常见原因：Bell 麻痹。少见原因：脑桥血管事件、小脑脑桥角病变、疱疹病毒感染（Ramsay Hunt 综合征——注意外耳道的小囊泡）、莱姆病、颅底脑膜炎、通过颞骨走行的面神经病变、腮腺肿瘤。
- **双侧下运动神经元性无力**：常见原因包括结节病、吉兰-巴雷综合征。少见原因：重症肌无力可引起双侧疲劳性面肌无力（神经肌肉接头），肌病可引起双侧面肌无力（注意强直性肌营养不良和面-肩-肱型肌营养不良）。
- **单侧上运动神经元性无力**：脑血管事件、脱髓鞘疾病、肿瘤——可能合并同侧偏瘫（幕上病变）或对侧偏瘫（脑干病变）。
- **双侧上运动神经元性无力**：假性延髓麻痹、运动神经元病。
- **情感性瘫痪**：帕金森综合征。

三叉神经：怎样做

运动

测试咀嚼肌（三叉神经：运动）

观察面部侧面。

- 有无颞肌萎缩？

让患者咬牙。

- 触摸咬肌和颞肌。

让患者对抗你的手张嘴。

- 把你的手放在他的下颏下面阻碍他张开下颌。注意下颌是否偏向一侧。

下颌反射。

- 让患者轻轻张嘴。把你的手指放在他的下颏部位，用叩诊锤叩击你的手指。感受并观察下颌运动。

感觉

测试面部感觉（三叉神经：感觉）。（见第 21 章的感觉测试总论。）

检查双侧每一分支的轻触觉和针刺觉：

- V_1：前额
- V_2：颊
- V_3：下唇（见图 11.1）。

双侧进行比较。

- 如果异常，测试温度觉。
- 如果发现感觉缺失，确定其边界，由异常向正常移动。

角膜反射（传入——三叉神经眼支；传出——面神经）

- 让患者向上看而不要看你。用一片棉毛缠绕成一细尖，从一侧触碰角膜。
- 观察双眼瞬目闭合。
- 如有单侧面神经麻痹，通过观察对侧眼的反应可显示出这侧角膜的感觉。

常见错误

- 触碰了结膜而不是角膜（图 11.4）。
- 戴角膜镜者该反射轻度受抑制。
- 棉毛移近过快而作为威胁刺激诱发眨眼。

角膜刺激之后

- 双侧面部均不能收缩＝V_1 病变。
- 仅一侧不能收缩＝Ⅶ病变。
- 角膜感觉主观减低＝部分性V_1 病变。

角膜反射缺失可能是三叉神经感觉病变的早期和客观体征。

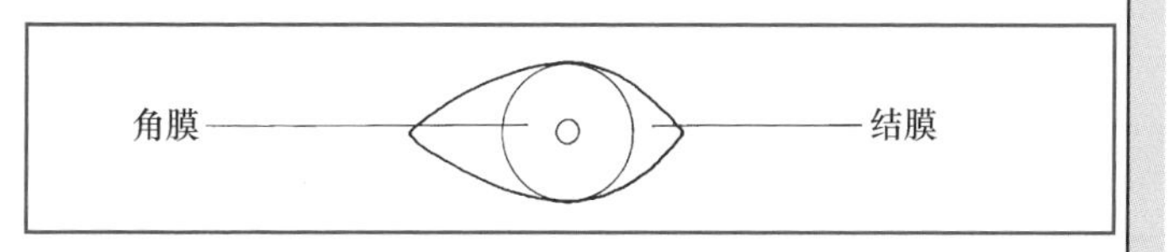

图 11.4　角膜反射：触碰角膜！

三叉神经：检查所见

运动

- 颞肌和咬肌萎缩：少见。原因：强直性肌营养不良、运动神经元病、面-肩-肱型肌营养不良。
- 下颌闭合无力：非常少见。
- 下颌张开无力：下颌偏向病变侧。原因：三叉神经运动支单侧病变。

下颌反射

- 无运动：下颌反射缺失。
- 微小运动：存在正常的下颌反射。
- 活跃运动：下颌反射活跃。

感觉

- 一侧面部1个或多个三叉神经分支受损或缺失（见图11.1）——轻触觉（或针刺觉）和温度觉，或两者皆有。
- 单侧面部感觉缺失：一种或所有的感觉形式。
- 口罩样针刺觉和温度觉缺失。
- 单侧区域感觉缺失，不是在全部分支的支配区内。
- 导致面部疼痛的扳机点。

注意

- 下颌角不由三叉神经支配，而由耳大神经（C2）支配。
- 三叉神经支配头顶的头皮，而不是只到发际线。

三叉神经：意义

- 在一个或多个分支所有感觉形式缺失：
  - 感觉神经节病变：最常见于带状疱疹。
  - 颅内段的分支病变：V_1海绵窦（合并动眼神经、滑车神经、展神经损害）或眶裂，V_2外伤，V_3颅底肿瘤（通常合并三叉神经运动支损害）。
- 所有分支的所有感觉形式缺失：
  - 半月神经节、感觉神经根或感觉神经核病变：小脑脑桥角病变（合并面神经、前庭蜗神经损害）、颅底脑膜炎（如结节病、癌）；三叉神经感觉神经病可见于干燥综合征。对于主观性面部感觉缺失没有发现原因是相对常见的，尤其是如果感觉缺失不能清楚地与三叉神经支配区吻合的情况。

- 仅轻触觉缺失：
  - 伴同侧偏身轻触觉缺失：对侧顶叶病变。
  - 无其他损害：脑桥感觉神经根病变。
- 针刺觉和温度觉缺失合并对侧躯体这些感觉形式的缺失：同侧脑干病变。
- 口罩样分布区感觉缺失：下行性脊髓感觉神经核的最低水平最外侧病变——脊髓空洞症、脱髓鞘疾病。
- 颊或下颌感觉缺失区域：转移癌浸润破坏 V_2 或 V_3 分支。
- 扳机点：三叉神经痛。

第 12 章

第Ⅷ对脑神经：听神经

第Ⅷ对脑神经包括两个成分：听神经和前庭神经。

听神经

怎样做

测试听力

每次测试一只耳朵。堵住对侧耳朵，用你的手捂住或制造一个封闭用的白噪声，如揉纸。

把手表放近患者的耳朵，观察离耳朵多远声音还能被听到。可用以替代的声音包括耳语声或摩擦你的手指声。提高音量到正常说话或大声讲话，直至患者听到。

如果单耳听力减退，做 Rinne 和 Weber 试验。

两个检查都有相对较低的灵敏度，但是如果操作正确，则具有合适的特异性。在传统的医学生体格检查教学中强调这两个检查，但很少被神经内科医生运用。

Rinne 试验

- 将 256 Hz 或 512 Hz 音叉置于乳突［骨导（bone conduction，BC）］，然后放在耳前［气导（air conduction，AC）］。
- 询问患者哪一个位置的声音更响。

Weber 试验

- 将 256 Hz 或 512 Hz 音叉置于头顶。
- 询问哪一只耳朵听到的声音更响：好耳还是聋耳。

检查所见

	聋耳的 Rinne 试验	Weber 试验
传导性耳聋	BC > AC	聋耳
感音神经性耳聋	AC > BC	好耳

注意：单耳完全性感音神经性耳聋，另一耳的骨导要好于气导。

意义

- **传导性耳聋**。常见原因：中耳疾病、外耳道阻塞（如耵聍）。
- **感音神经性耳聋**：
  - 耳蜗病变（常见）：耳硬化症、梅尼埃病、药物或噪声引起的损害。
  - 神经病变（不常见）：脑膜炎、小脑脑桥角肿瘤、外伤。
  - 脑桥神经核病变（非常少见）：血管性或脱髓鞘性病变。

前庭神经

背景

前庭系统在床旁不易检查，因为很难单独地测试该系统的一部分，甚至一侧。就某些方面而言这是幸运的，因为前庭系统的这个能力使得患者在重度单侧前庭病变之后通过仅存的一侧功能性前庭系统的学习，也能恢复良好。

前庭系统可以通过检测步态、寻找眼震和开展更特异性的测试（见下文）来间接进行检测。

步态

见第 4 章。通常测试足跟-足尖行走。步态不稳，会向病变侧偏斜。

眼震

见第 10 章。前庭性眼震伴随眩晕，呈水平性和单向性。可能是位置性的。

头脉冲试验

见第 25 章。这是前庭功能的动态测试。

冷热试验

正常在检测实验室进行。

患者躺下，头置于 30° 角枕头上，使外侧半规管处于垂直位。

将冷水（通常 30℃大约 250 ml）慢慢灌入一侧耳内超过 40 s。让患者向前直视，观察其眼球。在另一侧耳重复，然后在每一侧耳用热水（44℃）重复。

冷热试验：检查所见

- 正常反应：
  - 冷水：眼震快相背离刺激耳。
  - 热水：眼震快相朝向刺激耳。
- 单耳对冷热水刺激的反应减弱：半规管轻瘫。
- 热水刺激一侧耳和冷水刺激另一侧耳后，在一个方向的眼震减弱：优势偏向。

注意，在昏迷患者中，正常反应如下：

- 冷水：眼球强直性运动朝向刺激侧。
- 热水：眼球强直性运动背离刺激侧。

（眼震快相由纠正反应产生，在昏迷患者中消失。）

冷热试验：意义

- **半规管轻瘫**：半规管病变（梅尼埃病）或神经损伤（感音神经性耳聋的原因，叠加前庭神经元炎）。
- **优势偏向**：前庭神经核病变（脑干）。常见原因：血管病、脱髓鞘病。

前庭功能的进一步测试

Hallpike 试验（非常有用的临床测试）

用于位置性眩晕的患者。

- 患者坐在平板床上，这样当他躺下时头部不会有支撑。
- 将他的头转向一侧，并让患者看向这一侧。
- 患者迅速躺下直到平卧，后伸颈部，检查者托住头部（图 12.1）。

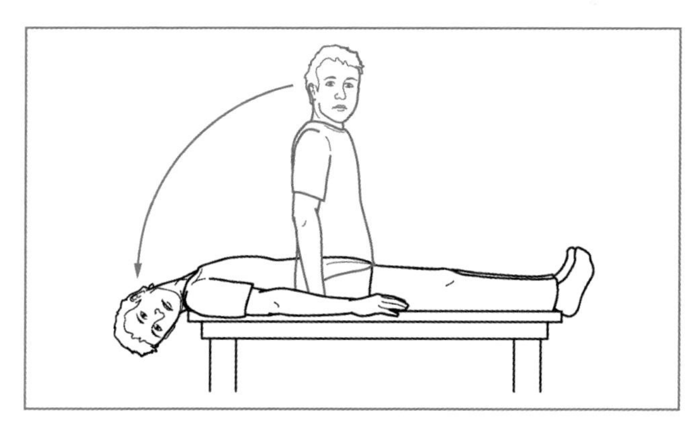

图 12.1　**Hallpike 手法**

- 在凝视的方向观察眼震。注意是否伴随延迟，重复检查时是否易疲劳，以及患者是否感到眩晕。重复另一侧。

检查所见与意义

- 无眼震：正常。
- 延迟后出现的易疲劳性旋转性眼震且朝向地面：后半规管良性位置性眩晕。
- 无延迟的非易疲劳性眼震：中枢性前庭综合征。

转身试验

- 让患者面对你站立。
- 让他朝向你双臂向前伸直。
- 让他在原地踏步；当他这样做时，需要闭上眼睛。
- 观察他的位置。

检查所见与意义

患者逐渐转向一侧，可能转过180°。这提示他转向的一侧有病变。

第13章

第Ⅸ、Ⅹ、Ⅻ对脑神经：口腔

背景

舌咽神经：第Ⅸ对脑神经

- 感觉：舌后1/3、咽、中耳。
- 运动：茎突咽肌。
- 自主神经：唾液腺（腮腺）。

迷走神经：第Ⅹ对脑神经

- 感觉：鼓膜、外耳道和外耳。
- 运动：腭、咽、喉部肌肉（经喉返神经支配）。
- 自主神经：来自颈动脉压力感受器的传入纤维，出入胸腹部的副交感神经支配。

舌下神经：第Ⅻ对脑神经

- 感觉：无。
- 运动：舌固有肌。

口和舌：怎样做

让患者张嘴。

观察齿龈。

- 是否增生？

观察舌。

- 大小正常吗?
- 有波纹样运动（肌束震颤）吗?
- 颜色和质地正常吗?

让患者伸舌。

- 舌从正中伸出还是偏向一侧?

常见错误

- 当舌伸出或维持某个特定姿势时，舌面小的波纹样运动是正常的。
- 应在舌处于口中休息位时寻找肌束震颤。

评估无力

让患者用舌顶住面颊部，用手对抗它来测试力量；双侧重复进行。

测试重复运动

让患者尽可能快地伸缩和左右移动舌。观察舌运动的速度。让患者尽可能快地说“滴答、滴答、滴答”。

测试语言

见构音障碍（第2章）。

口腔：检查所见与意义

- **齿龈增生**：苯妥英治疗。
- **红色、“牛肉样”舌**：维生素 B_{12} 缺乏。
- **大舌**：淀粉样变性、肢端肥大症、先天性甲状腺功能减退症。

- **口中唾液池**：提示吞咽困难。
- **小舌**：伴肌束震颤＝双侧下运动神经元性病变；运动神经元病（进行性延髓麻痹型）、颅底脑膜炎、延髓空洞症。
- **小舌**：伴运动速度减慢＝双侧上运动神经元性病变，常合并情绪波动、下颌反射亢进：假性延髓麻痹。
- **小舌**：伴肌束震颤和运动速度减慢＝混合性双侧上、下运动神经元性病变；运动神经元病（进行性延髓麻痹型）。
- **舌偏向一侧**＝偏向侧无力。
  - 伴单侧萎缩和肌束震颤：单侧下运动神经元性病变（少见）。原因：脊髓空洞症、颅底脑膜炎、运动神经元病早期、枕骨大孔肿瘤。

  注意：如果患者有单侧面部无力，可使得舌偏向无力侧，因而看上去存在舌无力。测试这点，可让患者将手指放在口角向上提口角，然后让他们伸舌——这将纠正任何表面上的无力。
  - 有正常体积：单侧上运动神经元性无力（常见）——伴偏瘫：见于卒中、肿瘤。
- **伸舌时舌不停进出（“长号”样震颤）**：小脑疾病、原发性震颤、锥体外系综合征。

咽部：怎样做

观察悬雍垂的位置。

- 居中吗？

如果你不能看到悬雍垂，使用压舌板。
让患者发“啊”音。
观察悬雍垂。

- 是否居中上移？
- 是否移向一侧？

附加测试

如果患者神志清楚且配合，坐位且吞咽看上去安全，让患者吞咽（提供一杯水）。

- 观察动作的流畅协调性。
- 注意：
  - 是否分成两个时相，口相和咽相之间存在延迟，或
  - 是否吞咽后出现咳嗽或气短，提示误吸。

咽反射：怎样做

测试咽反射并不舒服，因此应该仅在有临床相关问题时进行测试——如吞咽困难或下组脑神经无力。

传入：舌咽神经。传出：迷走神经。

- 触碰腭弓后的咽壁（图 13.1）。
- 观察悬雍垂，它应在刺激后上抬。
- 让患者对比双侧的感觉。

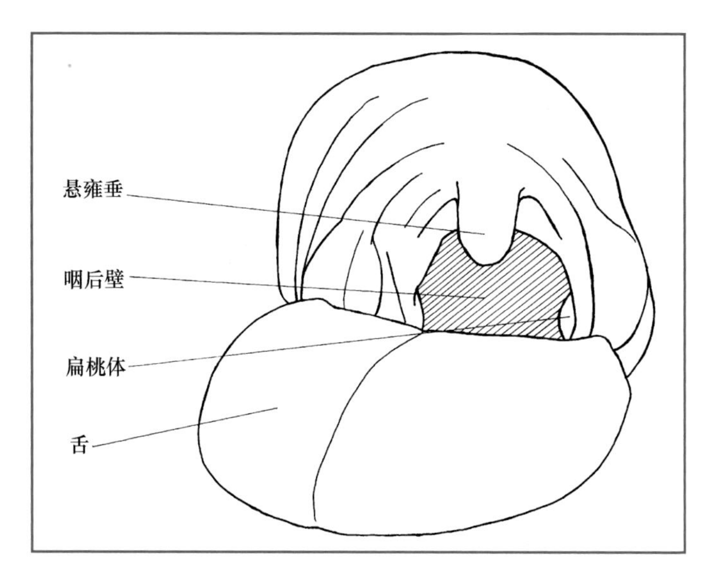

图 13.1 口腔

咽部和咽反射：检查所见

- 悬雍垂移向一侧：对侧迷走神经上或下运动单位病变。
- 在说“啊”或咽反射时悬雍垂不动：双侧腭肌瘫痪。
- 在说“啊”时悬雍垂运动，但在咽反射时不动，伴咽部感觉减退：舌咽神经麻痹（少见）。

喉：怎样做

让患者咳嗽。
听起始过程。

- 爆发性还是逐渐的？

听语言（见第 2 章）。

- 音量和音质是否正常？
- 语言易疲劳？

喉镜

通过喉镜能直视声带，可以评估声带的位置和运动。这通常需要耳鼻喉科医生的意见。

喉：检查所见

- 逐渐起始的咳嗽——牛样咳嗽：提示声带麻痹。
- 带气泡的嗓音和咳嗽：提示迷走神经病变所致的混合性声带麻痹和咽部唾液池。
- 吞咽后咳嗽提示弱的气道保护所致误吸：提示迷走神经病变。
- 单侧声带麻痹：喉返神经麻痹或迷走神经病变。

咽和喉：意义

- **第 10 对脑神经麻痹**可由不同水平的病变所致：

  - 髓内：寻找伴随的同侧小脑体征、同侧面部及对侧躯体的痛温觉丧失，和同侧 Horner 征（延髓外侧综合征）。
  - 颅内髓外病变：寻找伴随的第Ⅺ、第Ⅸ对脑神经病变。
  - 注意：左侧喉返神经麻痹可能由纵隔或胸腔内疾病引起。
- **双侧迷走神经下运动神经元性病变**见于进行性延髓麻痹［运动神经元病（motor neurone disease，MND）的一个变异型］：寻找伴随的舌肌肌束震颤和肢体混合性上、下运动神经元性体征不伴感觉障碍。
- **双侧咽部无力和（或）双侧声带无力**也可见于重症肌无力。这种无力常是易疲劳性的。

第14章

第Ⅺ对脑神经：副神经

背景

脊髓副神经发自延髓和脊髓的 C_2 ～ C_4 神经根。它是纯运动性神经，支配胸锁乳突肌和斜方肌。

同侧大脑半球支配对侧的斜方肌和同侧的胸锁乳突肌。因此，单个上运动神经元性病变可以引起双侧体征。

怎样做

观察颈部

- 是否有胸锁乳突肌萎缩或肌束震颤？
- 胸锁乳突肌是否肥大？
- 头位是否正常？

观察肩部

- 是否有萎缩或肌束震颤？

胸锁乳突肌

让患者向前抬头。

把手放在他的前额向后推头部。观察双侧胸锁乳突肌。

让患者将头转向一侧。

用手推他的前额。观察对侧胸锁乳突肌。

斜方肌

让患者耸肩。
观察对称性。
下压肩部。

检查所见和意义

- 同侧胸锁乳突肌和斜方肌无力：周围性副神经麻痹。寻找伴随的同侧舌咽神经和迷走神经病变：提示颈静脉孔病变（血管球瘤或神经纤维瘤）。
- 同侧胸锁乳突肌和对侧斜方肌无力：同侧上运动神经元性无力。
- 一侧耸肩延迟：提示对侧上运动神经元性病变。
- 双侧胸锁乳突肌萎缩和无力提示肌病（如强直性肌营养不良、面-肩-肱型肌营养不良或多发性肌炎）或运动神经元病（寻找伴随的延髓异常）。
- 单侧胸锁乳突肌异常：提示单侧外伤、单侧副神经性无力或上运动神经元性无力（检查对侧斜方肌）。
- 异常头位和颈肌肥大见于颈部肌张力障碍（见第24章）。

第15章

运动系统：总论

关键解剖

皮质脊髓束含有运动纤维（也称为锥体束）并在锥体形成交叉。这些是延髓中见到的锥体（pyramids）——而不是埃及的金字塔。

概述

肌无力有5种模式：

1. **上运动神经元性（UMN）**：肌张力增高，腱反射增强，锥体型肌无力（上肢伸肌和下肢屈肌无力）。
2. **下运动神经元性（LMN）**：萎缩，肌束震颤，肌张力降低，腱反射减弱或消失。
3. **肌病**：萎缩，肌张力降低，腱反射受损或消失。
4. **神经肌肉接头**：易疲劳性无力，肌张力正常或降低，腱反射正常。
5. **功能性肌无力**：肌张力正常，腱反射正常无萎缩，力量不确定。

神经系统受累水平可根据无力的分布和模式以及伴随表现来确定（表15.1）。

脑干体征示例（均出现对侧的上运动神经元性无力）：第Ⅲ、Ⅳ、Ⅵ对脑神经麻痹，第Ⅶ对脑神经下运动神经元性受损，眼震和构音障碍。

表 15.1 肌无力的诊断步骤 *

全身性无力（肢体和脑神经）	
弥漫性病变：	
神经根	多神经根病
神经肌肉接头	重症肌无力
肌肉	肌病
所有四肢无力	
上运动神经元性	颈髓病变
下运动神经元性	脑干病变
混合性上、下运动神经元性	双侧大脑病变
肌肉	多神经根病
	周围神经病
	运动神经元病
	肌病
单侧上、下肢无力	
上运动神经元性	颈髓半切、脑干病变或大脑病变
双下肢无力	
上运动神经元性	脊髓病变
下运动神经元性	马尾病变
	注意：两者均有括约肌受累
单个肢体	
上运动神经元性	最高受累水平以上病变
下运动神经元性	注意：其他体征可帮助定位
	单神经＝单神经病
	单神经根＝神经根病
多灶性无力	
上运动神经元性	多发性 CNS 病变
下运动神经元性	多神经根病
	多个单神经＝多发性单神经炎
波动性无力	
非解剖分布	考虑功能性无力或重症肌无力

* 考虑**分布**，以及是否**上**或**下运动神经元性**，或**肌性**。CNS，中枢神经系统

大脑半球体征：失语，视野缺损，注意力缺陷或忽视，高级功能缺损。

混合性 UMN 和 LMN 病变：运动神经元病（感觉正常），

或脊髓型和神经根型颈椎病合并腰神经根病（伴感觉异常）。

功能性无力当存在以下情况时应考虑：

- 无力不符合解剖基础上可理解的分布。
- 运动非常变化不定，力量也不稳定。
- 自主运动肢体所表现出的力量和被检查时的力量存在差别。
- 肌张力和腱反射始终无变化。

附加测试如 Hoover 测试（第 25 章）可能有帮助。

怎样做

观察患者整体的姿势。

肌力分级

肌力，在测试时按惯例使用医学研究委员会（Medical Research Council，MRC）量表进行分级。通常，又将 4 级分为 4+、4 和 4−。

5 ＝正常肌力
4+＝对抗阻力的次最大运动
4 ＝对抗阻力的中度运动
4−＝对抗阻力的轻微运动
3 ＝对抗重力运动，但不能对抗阻力
2 ＝去除重力时可运动
1 ＝肌肉颤动
0 ＝无运动

无论可以维持多短时间，肌力应根据达到的最大力量分级。

- 特别要注意有无偏瘫姿势，即肘和腕屈曲而膝和踝伸展。

观察萎缩。

- 左右两侧进行对比。

观察肌束震颤。

- 肌束震颤是皮下的细小运动，代表一个运动单位收缩。

测试肌张力。
遵循系统性方式测试肌群的肌力。
测试腱反射。

常见错误

- 肌纤维震颤（fibrillations）（简称纤颤）是肌电图（EMG）上发现的单个肌纤维的自发放电。它们是肉眼看不见的。容易混淆的是，舌肌的肌束震颤（fasciculation）（简称束颤）有时被错误地称为纤颤。

测试呼吸肌与躯干肌在特定情形下可能非常重要。这些在第25章中描述。

总体建议

总是：

- 以简单的术语描述怎样做。
- 示范你需要做的动作。
- 在单个关节测试简单运动。
- 固定或按住关节从而分离出你想要测试的运动。
- 在测试肌力前，让患者全范围地充分活动关节。测试肌力时，观察或触摸肌肉的收缩。
- 对比左右两侧肌力。
- 不要怕反复进行肌力检查，只有这样你才能确定你的发现。

- 在你做查体时思考你的发现，边做查体边在脑中“总结”你的发现是很有帮助的。这使得当你在笔记上写下你的发现（或向上级医师汇报）时更加容易。

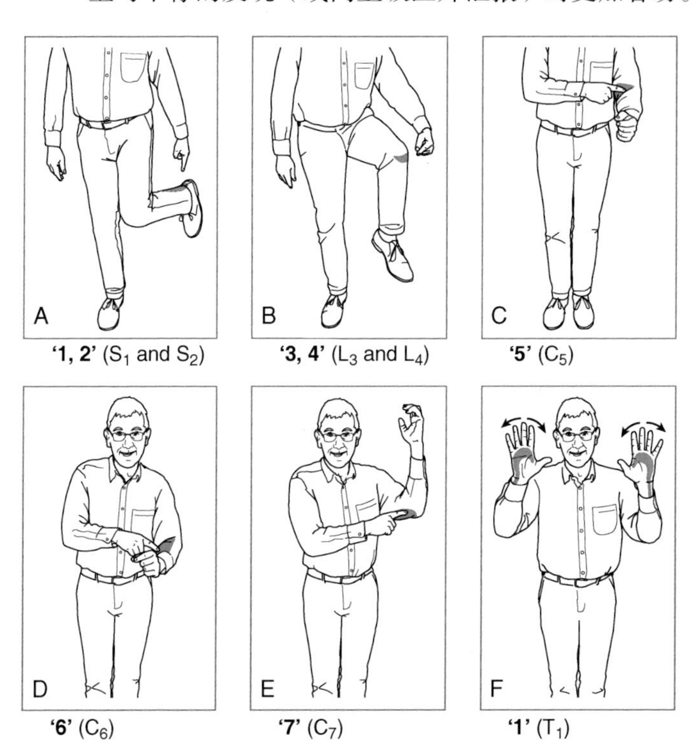

图 15.1　肌节舞，一种（大致上）记住肌节的有用方式。
当你学会了舞蹈（并不复杂）时，你就掌握了肌节。
（A）“1, 2”——S_1 和 S_2 支配所有下肢背侧——伸髋，屈膝和跖屈（及踝反射）。
（B）“3，4”——L_3 和 L_4 支配股四头肌和膝反射。
［足背屈在 L_3 和 L_4 以下而在 S_1 和 S_2 以上——因此是 L_5 支配］。
［屈髋在 L_3 和 L_4 以上——因此是 L_1 和 L_2 支配］。
（C）“5”——肱二头肌主要是 C_5 支配（以及肱二头肌反射）。
（D）“6”——肱桡肌主要是 C_6 支配（以及肱桡肌反射）。
（E）“7”——C_7 是伸肘——以及伸腕和伸指（以及肱三头肌反射）。
（F）“1”——手的小肌肉是 T_1 支配
［屈指在 C_7 以下和 T_2 以上——因此是 C_8］。
［肩外展是 C_5 以上——因此是 C_4］。

第 16 章 运动系统：肌张力

背景

肌张力的测试对确定病变的存在和部位有非常重要的提示意义。肌张力有时会很难评估。

怎样做

确保患者放松，或至少用对话分散注意力。以不同的速度重复每个运动。

上肢

像握手那样抓住患者的手，托住前臂。首先，旋前和旋后前臂。然后在腕部旋转手（图 16.1）。

托住前臂和肘部，使在肘部充分范围内屈曲和伸直上肢。

下肢

髋部肌张力

患者平卧伸直腿，侧向旋转膝部（图 16.2）。

膝部肌张力

把手放在膝关节后部快速抬起。观察足跟。

托住膝部与踝部，屈曲和伸展膝。

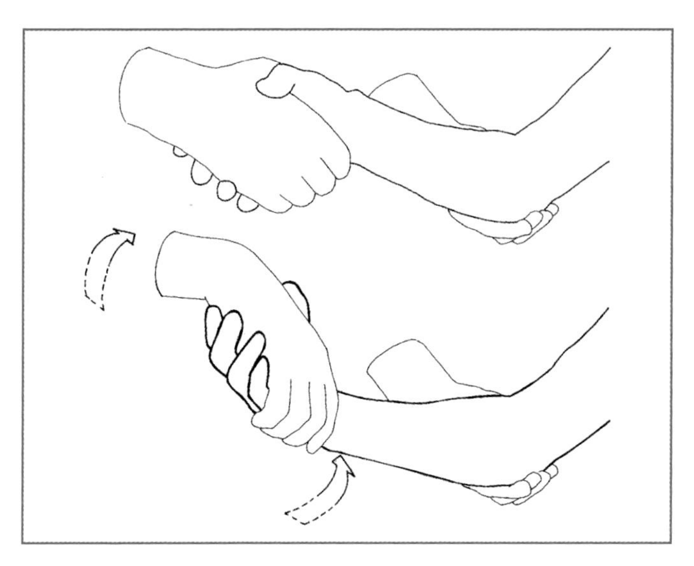

图 16.1　旋转腕部

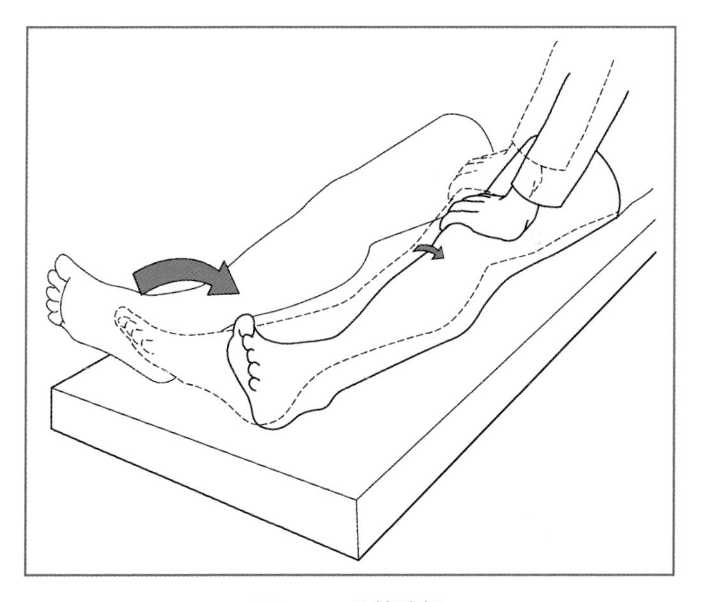

图 16.2　旋转膝部

踝部肌张力

托住踝部，跖屈与背屈足。

常见错误

患者不能放松。此时要求患者放松常适得其反，而一些无关的对话或让患者从100倒数常能获得改善。

检查所见

- 正常：在整个运动范围内有轻微的阻力。足跟只稍稍抬离床面。
- 肌张力减低：整个运动范围内无阻力。当膝部快速抬起时，足跟不离开床面。显著肌张力丧失＝弛缓。
- 肌张力增高：
  - 阻力突然增高（“锁扣”现象）；当膝部快速抬起时，足跟很容易抬离床面：痉挛。
  - 整个运动范围内肌张力均增高，如同弯曲一条铅管：铅管样强直。整个运动范围内肌张力有规律地间断断开：齿轮样强直。
  - 患者在你尝试活动他的肢体时有明显反抗：反拗或张力过度。

特殊情况

- **肌强直**：活动后缓慢放松。让患者握拳后立刻伸开可以显示。在肌强直患者，手只能缓慢松开。
- **肌张力障碍**：患者维持一种运动极端状态的姿势，伴主动肌和拮抗肌收缩（见第24章）。
- **叩击性肌强直**：可用叩诊锤叩击肌肉后出现局部肌肉痉挛性收缩来显示。最常见于拇短展肌和舌肌。

意义

- **弛缓**或肌张力减低。常见原因：下运动神经元性或小脑病变。少见原因：肌病、“脊髓休克”（如卒中后早期）、舞蹈病。
- **痉挛**：上运动神经元性病变，通常需要一定时间发展至此。
- **强直和齿轮样强直**：锥体外系综合征。常见原因：帕金森病、酚噻嗪类药物。
- **反拗**或**张力过度**：双侧额叶损害。常见原因：脑血管病、痴呆。
- **肌强直**（少见）。原因：强直性肌营养不良（伴额部秃顶、上睑下垂、白内障和心脏传导缺陷）与先天性肌强直。叩击性肌强直可见于这两种情况。

第 17 章

运动系统：上肢

背景

上运动神经元性或锥体束性无力主要累及伸指、伸肘和肩外展。注意：屈肘和握力相对保留。

肌肉通常由多个神经根支配，确切的分布在不同个体间存在差异。主要的神经根支配和反射以简表形式列于表 17.1。肌节舞提供了一种有帮助的辅助记忆方法。更详细的神经根分布在下文介绍。

表 17.1　神经根：简化的神经根支配和主要反射

神经根	运动	反射
C_5	肩外展，屈肘	肱二头肌
C_6	屈肘（半旋前）	旋后肌
C_7	伸指，伸肘	肱三头肌
C_8	屈指	指
T_1	手部小肌肉	无反射

在上肢，临床上最重要的三根神经是桡神经、尺神经和正中神经。

- **桡神经**及其分支支配上肢所有的伸肌。
- **尺神经**支配除“LOAF”（见下文）外的所有手内在肌。
- **正中神经**支配：
  - L 外侧两块蚓状肌；

- O 拇对掌肌；
- A 拇展短肌；
- F 拇短屈肌。

注意：所有的手内在肌均由 T_1 支配。

怎样做

观察上肢

注意萎缩和肌束震颤，尤其是肩带肌、三角肌和手部小肌肉（第一背侧骨间肌和拇短展肌）。

测试肌张力（见第 16 章）。

> **旋前肌测试**
>
> 让患者向前伸出上肢，掌心向上，紧闭双眼（示范）。观察上肢的位置。
>
> 检查所见与意义
>
> - 一侧上肢旋前并下移：表明该侧无力。
> - 双侧上肢下移：表明双侧无力。
> - 上肢上举：提示小脑疾病。
> - 手指持续性上下运动——假性手足徐动症：表明关节位置觉缺陷。

基本筛查

下文列出一个简易的筛查程序。一些进一步的肌力测试在后文介绍。在一侧进行每个测试，然后与对侧对比。

肩外展

让患者向外侧伸出双肘（示范）。

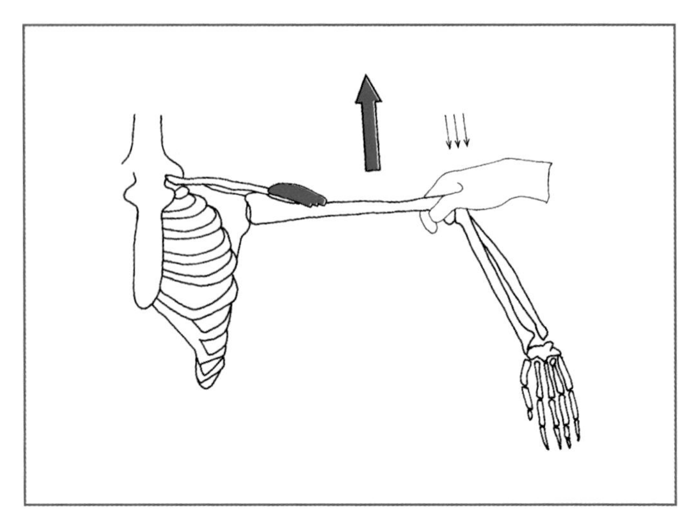

图 17.1　测试肩外展

让他用力上抬（图 17.1）。

- 肌肉：三角肌。
- 神经：腋神经。
- 神经根：C_5。

屈肘

握住患者的肘部和手腕。让他向面部拉手。注意：确保上肢旋后（图 17.2）。

- 肌肉：肱二头肌。
- 神经：肌皮神经。
- 神经根：C_5、C_6。

（错误的动作是上肢旋前使用肱桡肌的力量——见下文。）

伸肘

握住患者的肘部和手腕。让他伸肘（图 17.3）。

- 肌肉：肱三头肌。

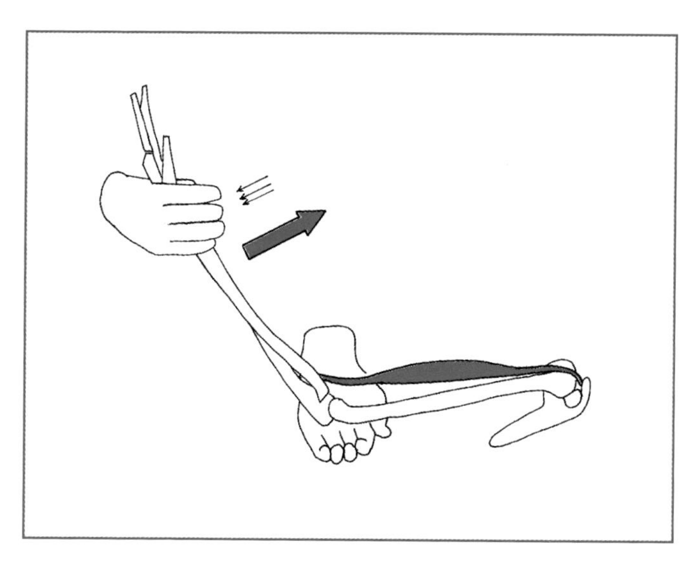

图 17.2　测试屈肘

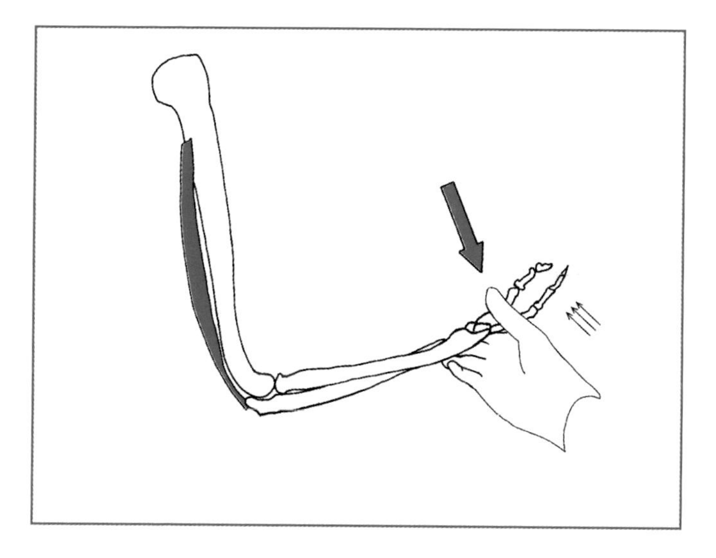

图 17.3　测试伸肘

- 神经：桡神经。
- 神经根：(C_6)、C_7、(C_8)。

伸腕

握住患者的前臂。让他握拳，向上弯腕（图 17.4）。

- 肌肉：尺侧和桡侧腕伸肌。
- 神经：桡神经。
- 神经根：（C_6）、C_7、（C_8）。

伸指

固定患者手，让他保持手指伸直，对伸直的手指施加压力（图 17.5）。

- 肌肉：指伸肌。
- 神经：骨间后神经（桡神经的分支）。
- 神经根：C_7、（C_8）。

屈指

掌对掌将你的手指勾住患者的手指，双方的指尖均位于对方的掌指关节处。让患者用力握你的手指，检查者则用力掰开患者的抓握（图 17.6）。

- 肌肉：指浅屈肌和指深屈肌。

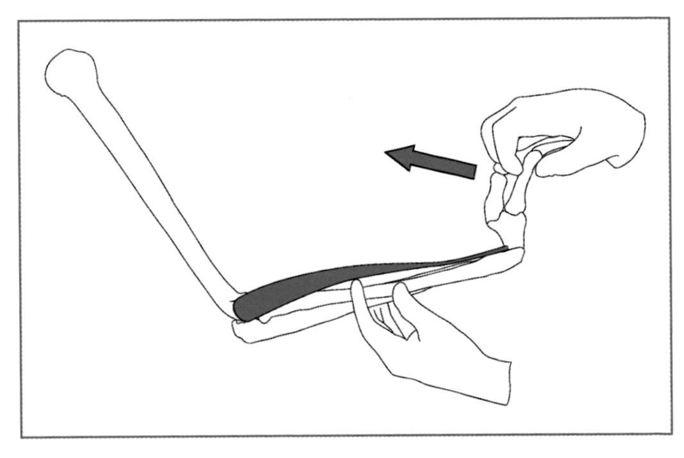

图 17.4　测试伸腕

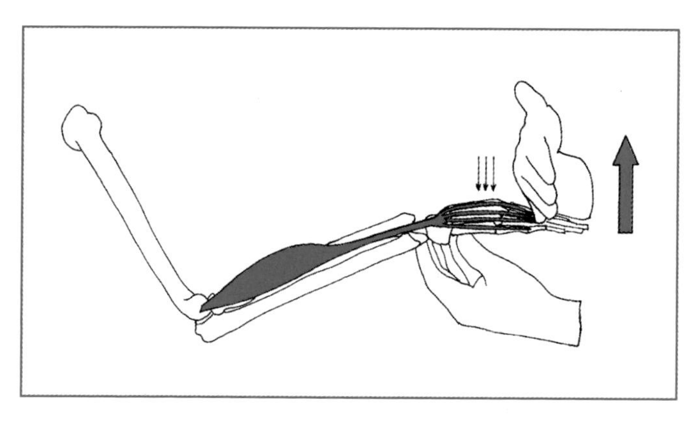

图 17.5　测试伸指

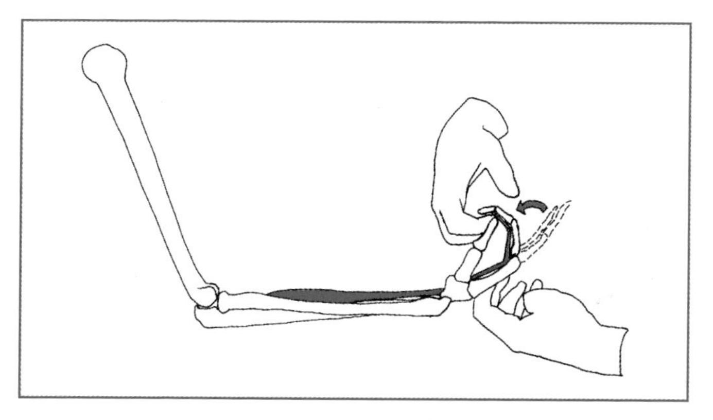

图 17.6　测试屈指

- 神经：正中神经和尺神经。
- 神经根：C_8。

指外展

让患者用力展开手指（示范）。保持手掌和手指在一条线上。抵住小指中部，对抗示指（图 17.7）。

- 肌肉：第一骨间背侧肌。
- 神经：尺神经。
- 神经根：T_1。

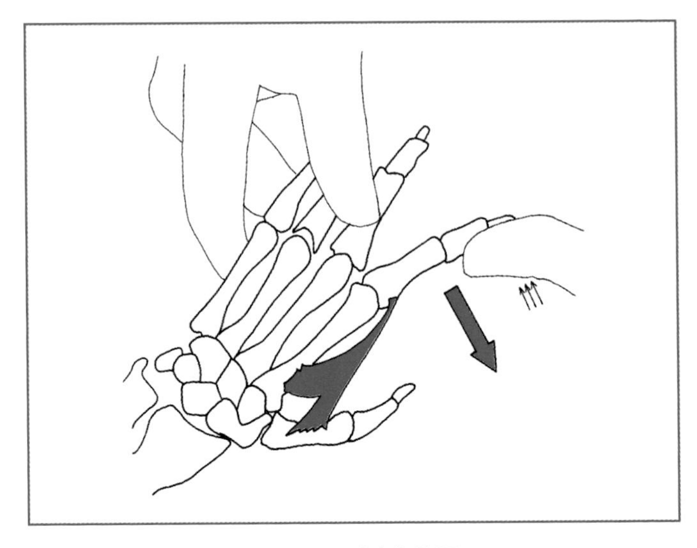

图 17.7　**测试指外展**

指内收

让患者并拢手指。确保手指伸直。固定中指、环指和小指。外展示指（图 17.8）。

- 肌肉：第二骨间掌侧肌。
- 神经：尺神经。
- 神经根：T_1。

拇外展

嘱患者平伸手掌，上肢旋后。让他把拇指对向鼻子。固定其手掌，在近端指节末端施压以对抗阻力（图 17.9）。

- 肌肉：拇短展肌。
- 神经：正中神经。
- 神经根：T_1。

上肢肌力的进一步测试

基于临床异常的情况进行这些测试。

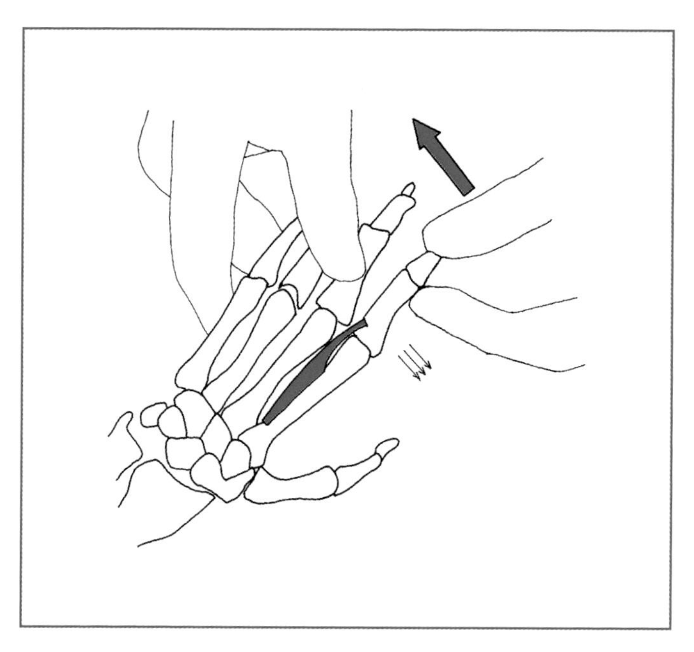

图 17.8　测试指内收

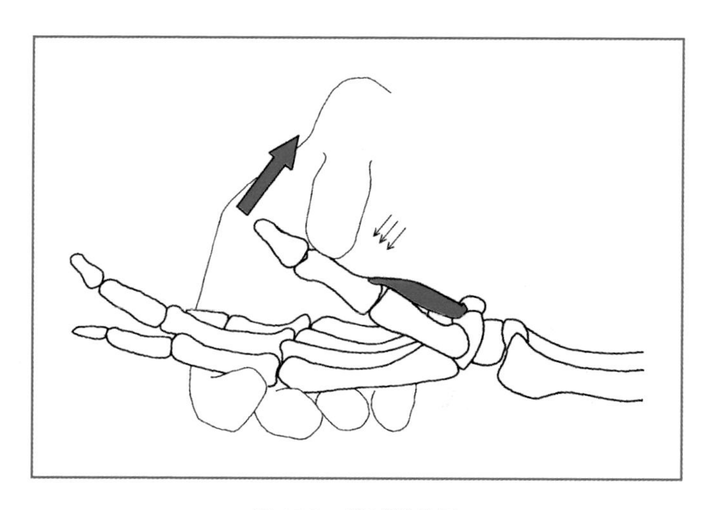

图 17.9　测试拇外展

前锯肌

患者面墙而立，站在患者身后。让他伸直上肢用力推墙，手和肩在同一水平。观察肩胛骨的位置。如果肌无力，肩胛骨离开胸壁："翼状肩胛"（图 17.10）。

- 神经：胸长神经。
- 神经根：C_5、C_6、C_7。

菱形肌

让患者将手置于臀部。握住其肘部，让他向后推肘关节（图 17.11）。

- 肌肉：菱形肌。
- 神经：支配菱形肌的神经。
- 神经根：C_4、C_5。

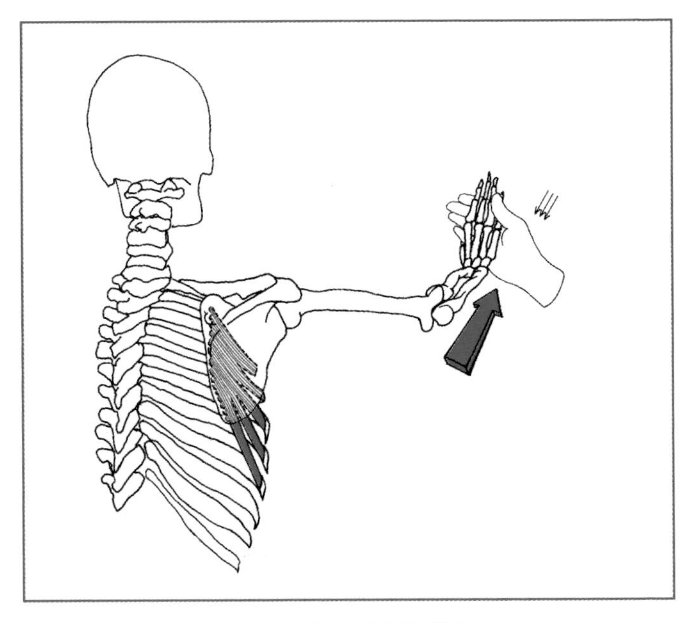

图 17.10　测试前锯肌肌力

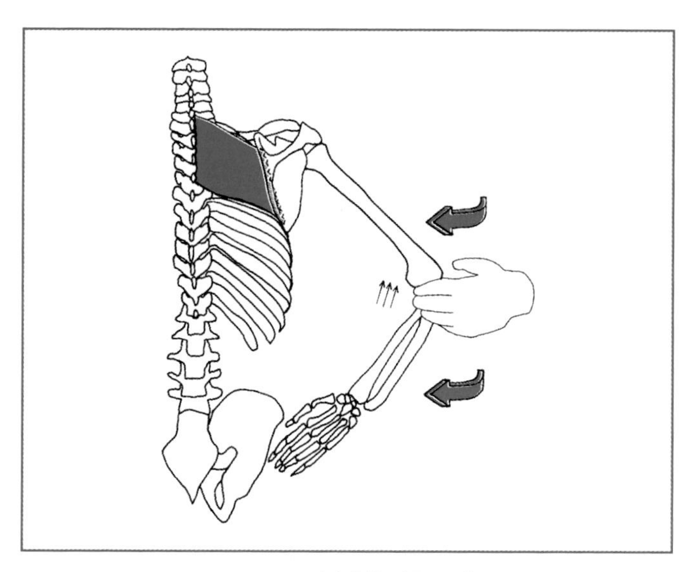

图 17.11　测试菱形肌肌力

冈上肌

站在患者身后。让患者从侧向抬上肢对抗阻力（图 17.12）。

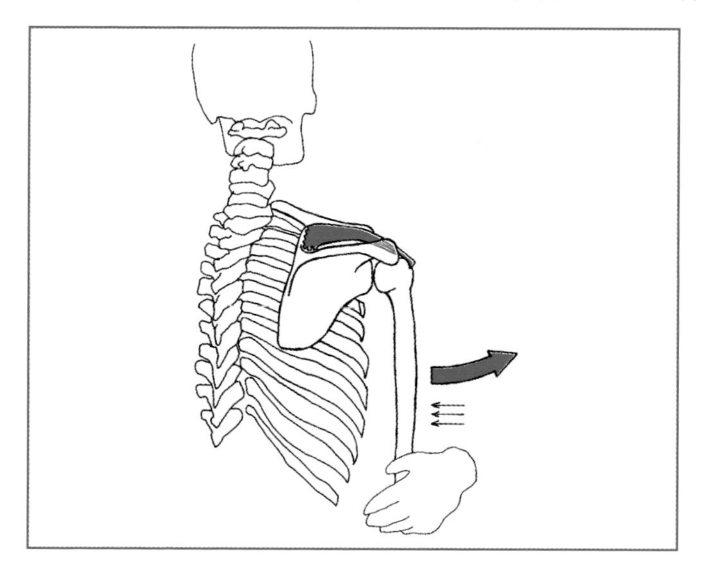

图 17.12　测试冈上肌肌力

- 神经：肩胛上神经。
- 神经根：C_5。

冈下肌

站在患者身后，患者屈肘，握其肘部，让他保持肘向内、手向外侧运动。用你的手在他腕部对抗（图 17.13）。

- 神经：肩胛上神经
- 神经根：C_5、C_6。

肱桡肌

握住患者前臂和腕部，使前臂处于半旋前位（如握手状）。让患者将手用力拉向面部（图 17.14）。

- 肌肉：肱桡肌
- 神经：桡神经
- 神经根：C_6。

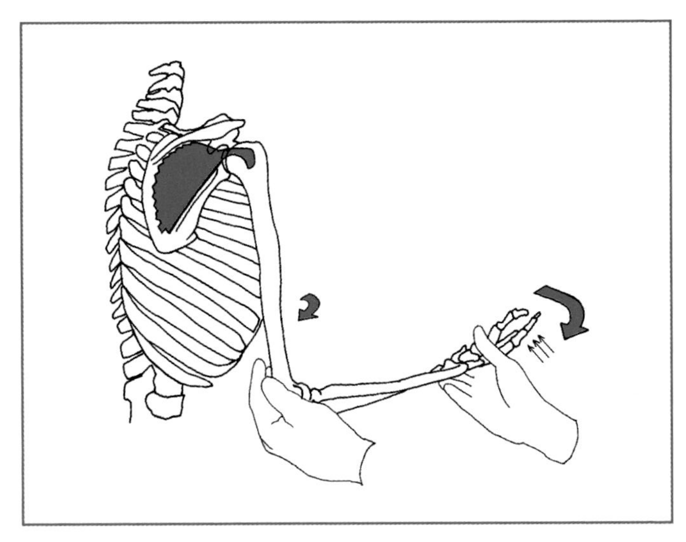

图 17.13 测试冈下肌肌力

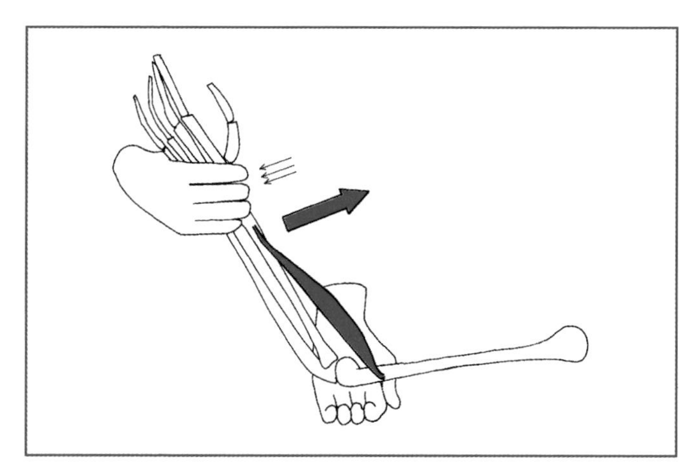

图 17.14　测试肱桡肌肌力

小指和环指的指长屈肌

让患者紧握你的手指。用力伸直其小指和环指的远端指间关节。

- 肌肉：第 3、4 指深屈肌
- 神经：尺神经
- 神经根：C_8。

检查所见

将在第 20 章描述。

第 18 章

运动系统：下肢

背景

上运动神经元性或锥体束性无力主要累及屈髋、屈膝和足背屈。

“肌节舞”（见图 15.1）提供了一种简单的辅助记忆法。简化的下肢神经根分布见表 18.1。

表 18.1　简化的下肢神经根分布

神经根	运动	反射
L_1、L_2	屈髋	无反射
L_3、L_4	伸膝	膝反射
L_5	足背屈、踝内旋和外旋、伸跗趾	无反射
S_1	伸髋、屈膝、跖屈	踝反射

股神经支配伸膝。

坐骨神经支配屈膝。其分支为：

- 胫后支——支配足跖屈和内旋及足部小肌肉。
- 腓总支——支配踝背屈及外旋。

怎样做

观察下肢有无萎缩和肌束震颤。

尤其注意股四头肌、胫前肌群、趾伸肌、趾短伸肌和腓骨肌。

观察下肢位置及挛缩，尤其踝关节；观察足的形状，有无高弓足。

高弓足表现为把足底放在平坦而坚硬的表面，足和表面之间可见到空隙。

肌力测试筛查

左右两侧对比。

屈髋

让患者将膝部向胸部抬起。当到 90°时，让患者用力向上拉；把你的手放在他的膝部与之对抗（图 18.1）。

- 肌肉：髂腰肌。
- 神经：腰骶丛。
- 神经根：L_1、L_2。

伸髋

让患者平卧，下肢伸直。将你的手放在他的足跟下，并

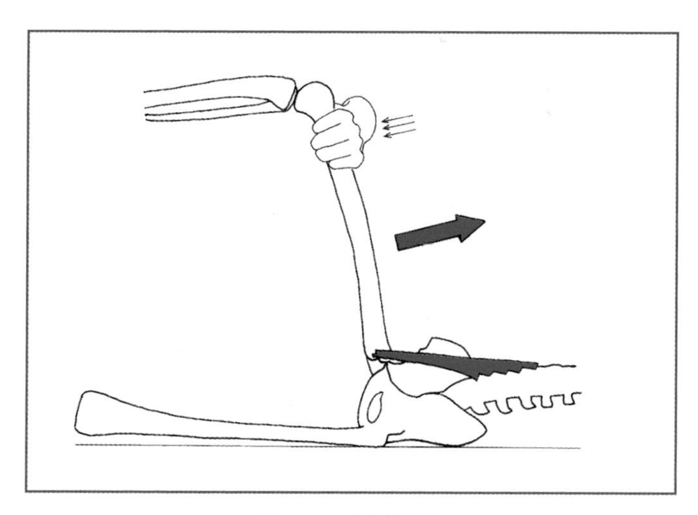

图 18.1 测试屈髋

让他用力向下压你的手（图 18.2）。

- 肌肉：臀大肌。
- 神经：臀下神经。
- 神经根：(L_5)、S_1。

伸膝

让患者弯曲膝部。当屈至 90°时，一手扶住膝部，另一只手放在踝部，并让他伸直腿（图 18.3）。

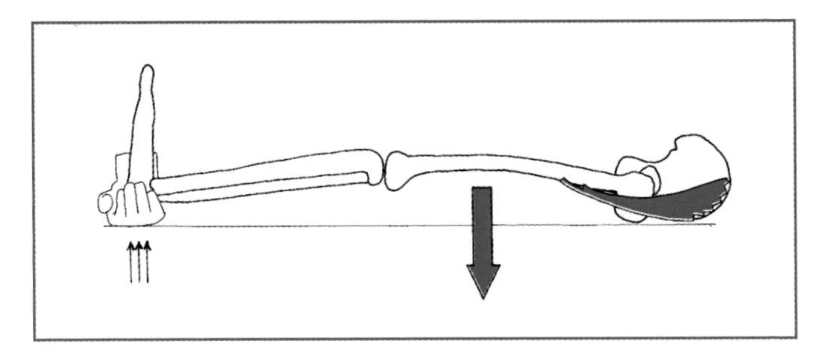

图 18.2 测试伸髋

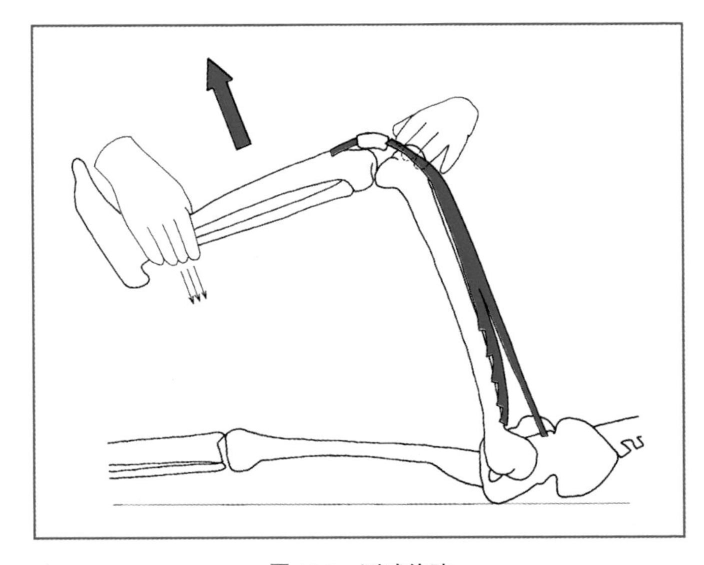

图 18.3 测试伸膝

- 肌肉：股四头肌。
- 神经：股神经。
- 神经根：L_3、L_4。

屈膝

让患者弯曲膝部使足跟去碰臀部。当膝部到 90°时，握住膝部努力让腿伸直。观察腘绳肌（图 18.4）。

- 肌肉：腘绳肌。
- 神经：坐骨神经。
- 神经根：（L_5）、S_1。

足背屈

让患者翘起踝部，将足趾向头侧翘。当踝部超过 90°时，用力对抗。观察小腿前部肌群（图 18.5）。

- 肌肉：胫前肌。
- 神经：腓深神经。
- 神经根：L_4、L_5。

足跖屈

让患者伸直腿，绷直足趾。用力对抗（图 18.6）。

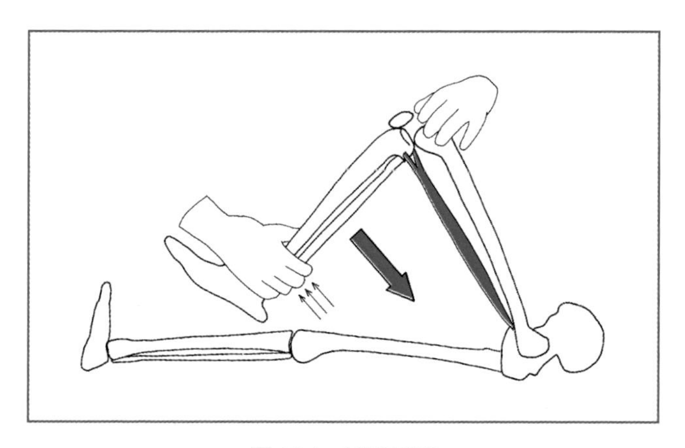

图 18.4　测试屈膝

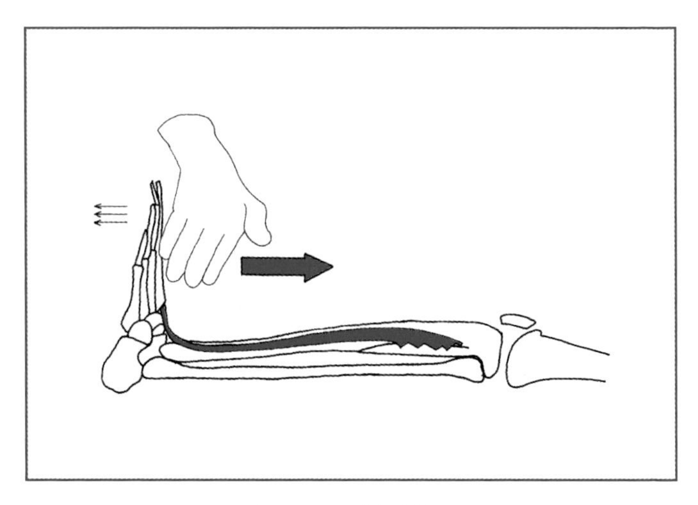

图 18.5 测试足背屈

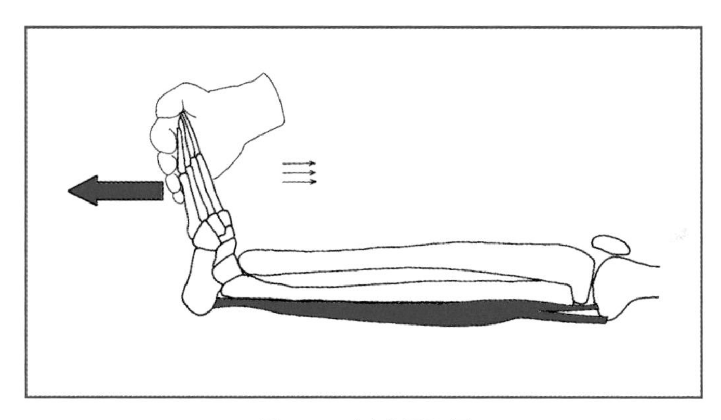

图 18.6 测试足跖屈

- 肌肉：腓肠肌。
- 神经：胫后神经。
- 神经根：S_1。

伸踇趾

让患者将踇趾拉向面部。用力下压踇趾的远端趾节（图 18.7）。

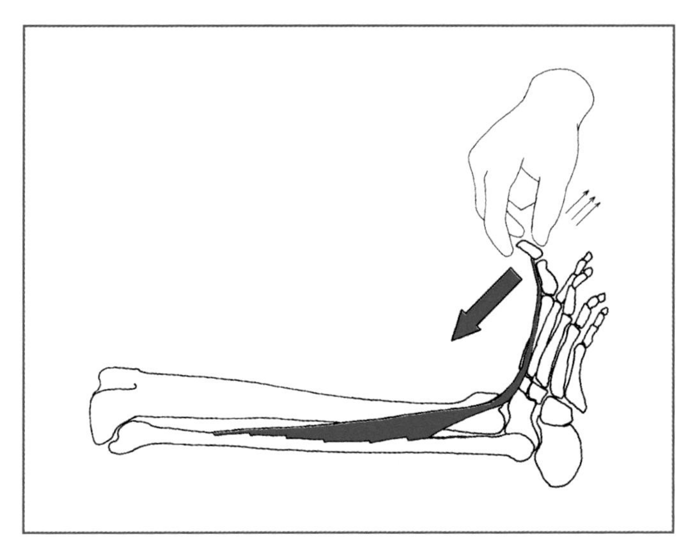

图 18.7 测试伸踇趾

- 肌肉：踇长伸肌。
- 神经：腓深神经。
- 神经根：L_5。

伸足趾

让患者将所有足趾向头侧翘起。下压足趾近端，观察肌肉（图 18.8）。

- 肌肉：趾短伸肌。
- 神经：腓深神经。
- 神经根：L_5、S_1。

附加检查

髋外展

固定一侧踝部；让患者另一侧下肢向外侧推，抓住此侧踝部对抗此运动（图 18.9）。

- 肌肉：臀中肌、臀小肌。

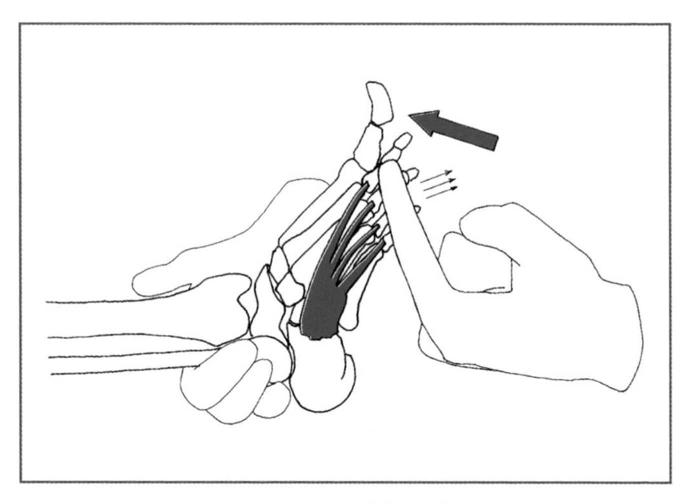

图 18.8 测试伸足趾

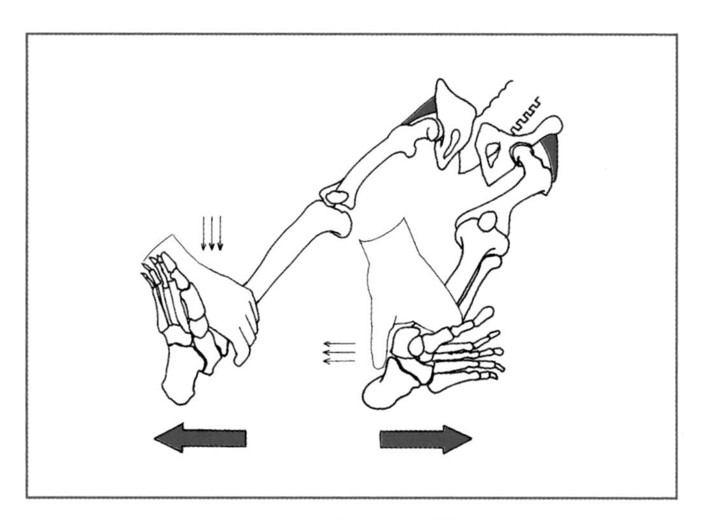

图 18.9 测试髋外展肌力

- 神经：臀上神经。
- 神经根：L_4、L_5。

髋内收

让患者并住双踝。固定一侧踝部，努力向外拉开另一侧踝部（图 18.10）。

- 肌肉：内收肌。
- 神经：闭孔神经。
- 神经根：L_2、L_3。

足内旋

踝部处于 90°，让患者向内转动足。该检查通常需要示范（图 18.11）。

- 肌肉：胫后肌。
- 神经：胫神经。
- 神经根：L_4、L_5。

足外旋

让患者足向外侧转动。用力将足转至中线（图 18.12）。

- 肌肉：腓骨长、短肌。
- 神经：腓浅神经。
- 神经根：L_5、S_1。

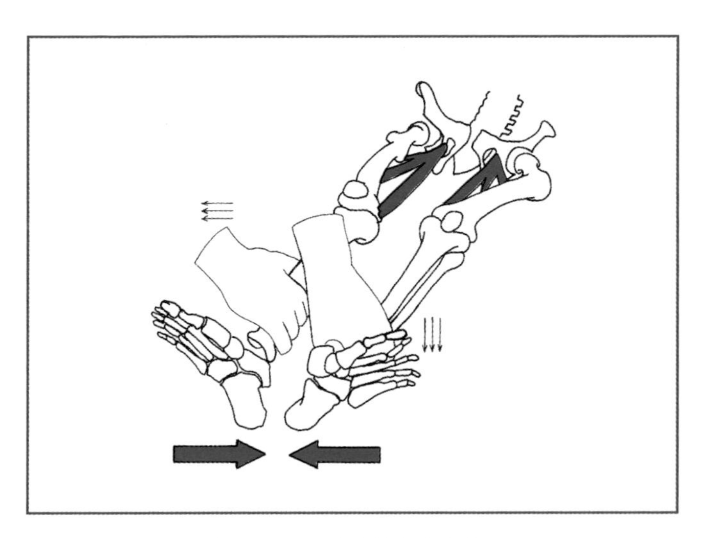

图 18.10　测试右侧髋内收肌力

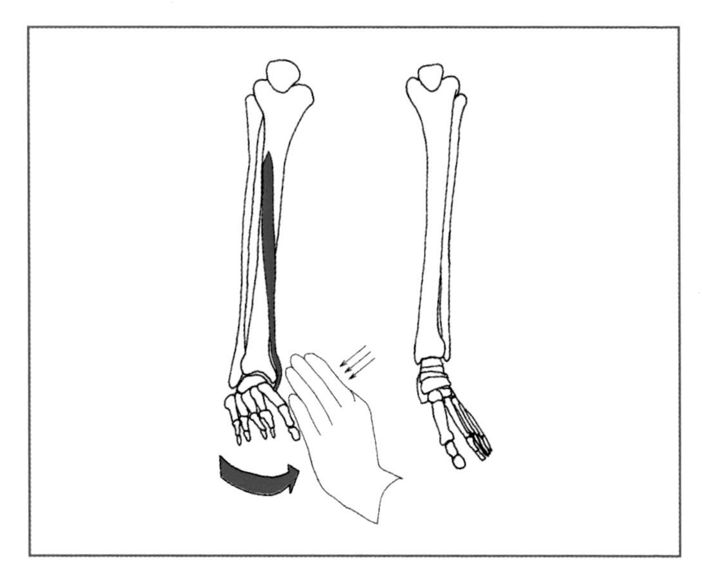

图 18.11　测试足内旋

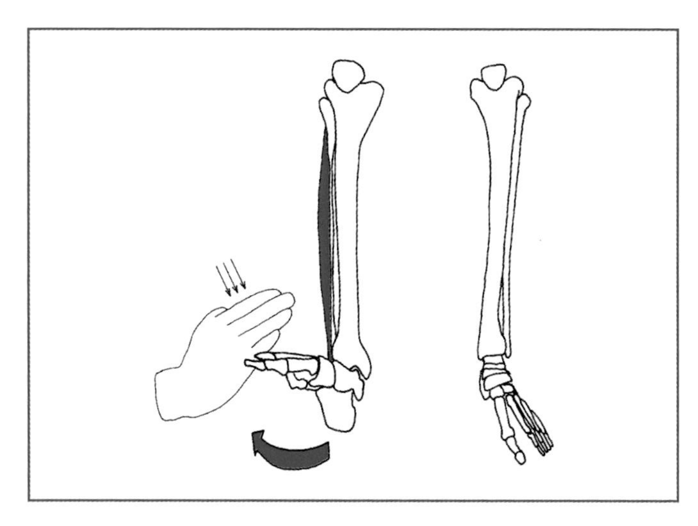

图 18.12　测试足外旋

第19章

运动系统：反射

背景

腱反射源于神经肌梭内牵张敏感性的传入刺激，通过单突触方式，刺激运动神经，导致肌肉收缩。腱反射在上运动神经元性病变时增高，在下运动神经元性病变或肌肉疾病时减低。

反射对应的神经根可通过肌节舞回忆（见图15.1）。

反射可分级为：

0＝消失；

±＝仅加强时才能引出；

1＋＝存在但减低；

2＋＝正常；

3＋＝增高；

4＋＝阵挛。

怎样做

使用叩诊锤的全长，让叩诊锤摆动。确保患者放松。避免告知患者放松，因为这样反而会使他们紧张。

对于所有的反射，目标是在其长度呈90°角时叩击肌腱，这样你可以牵张肌肉（记住这是牵张反射——传入是感受肌肉长度变化的肌梭）。

肱二头肌

让患者将手放在腹部从而肘部为90°。将你的示指放在肱二头肌肌腱上；摆动叩诊锤叩击你的示指，同时观察肱二头肌（图19.1）。

- 神经：肌皮神经。
- 神经根：C_5、（C_6）。

旋后肌

（注意对这一反射的不恰当命名；参与的肌肉为肱桡肌。）

屈前臂放在腹部，手指放在桡骨粗隆上，叩诊锤叩击手指，并观察肱桡肌（图19.2）。

- 神经：桡神经。
- 神经根：C_6、（C_5）。

肱三头肌

把上肢横过胸部，握住腕部使肘部呈90°。用叩诊锤直接叩击肱三头肌肌腱，观察肌肉（图19.3）。

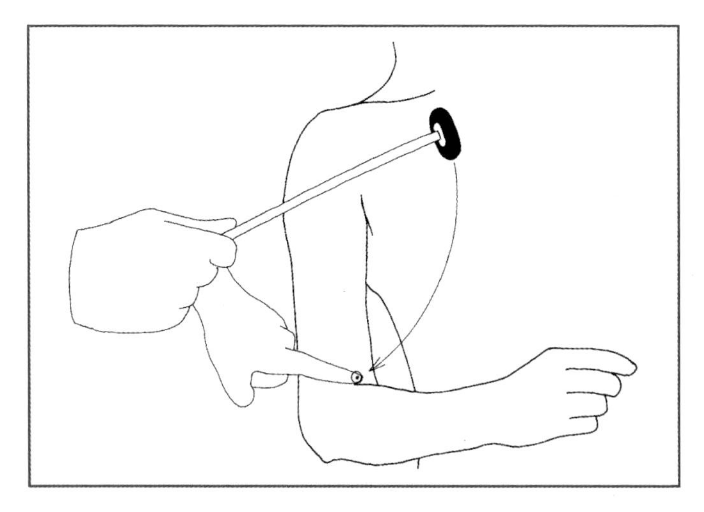

图19.1　测试肱二头肌反射

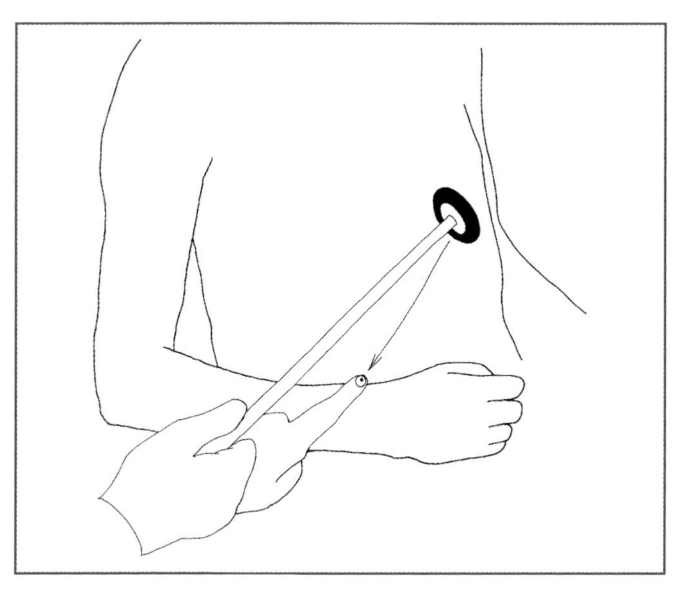

图 19.2　测试旋后肌反射

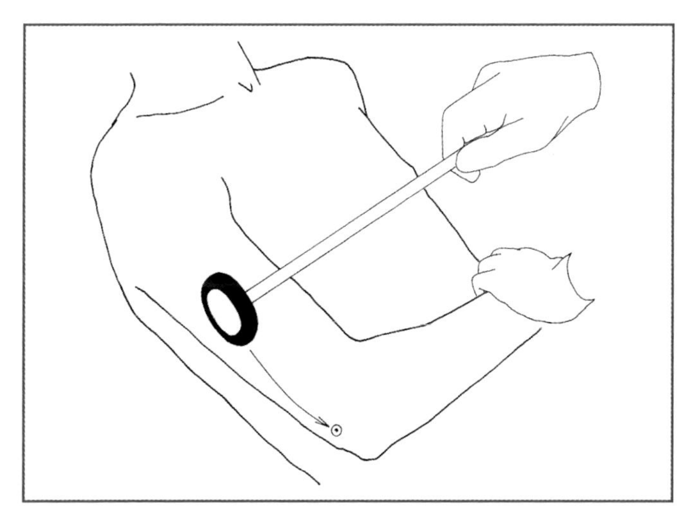

图 19.3　测试肱三头肌反射

- 神经：桡神经。
- 神经根：C_7。

指反射

手处于中立位，将你的手与患者手指相对，叩击你的手指背面。

- 肌肉：指深屈肌与指浅屈肌。
- 神经：正中神经和尺神经。
- 神经根：C_8。

膝反射

手臂放于膝下，使膝部呈 90°。敲击膝部髌骨下方，观察股四头肌（图 19.4）。

- 神经：股神经。
- 神经根：L_3 ～ L_4。

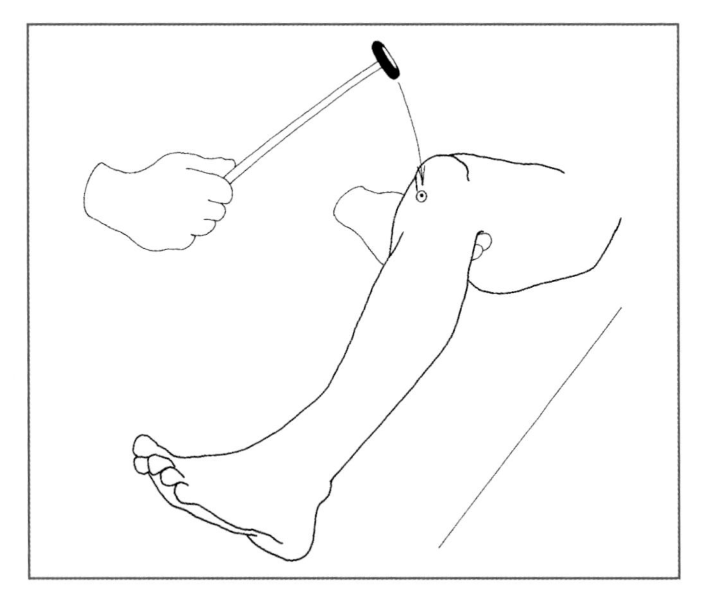

图 19.4　测试膝反射

踝反射

握住患者的足呈 90°，内踝朝向屋顶。屈膝并卧向一侧。直接叩击跟腱。观察小腿肌肉（图 19.5 A）。

- 神经：胫神经。
- 神经根：$S_1 \sim S_2$。

踝反射替代方法

1. 患者腿伸直，手放在脚掌，踝部呈 90°。叩击你的手，并观察小腿肌肉（图 19.5 B）。这是查该反射最容易的办法——如果存在且正常，则不需要其他技术；如果消失，加强时如上方法测试。
2. 让患者跪在椅子上，踝部松弛地垂在椅子边缘。直接叩击跟腱（图 19.5 C）。

加强法

如果任何反射都不能直接引出，让患者做加强手法。对于上肢，可在摆动叩诊锤时让患者咬紧牙。对于下肢，可让患者握拳或双手相连放在胸前用力互相拉，这时摆动叩诊锤（图 19.6）。

常见错误

- 患者不放松，询问分散注意力的问题：从哪里来、在这里居住多久等。
- 叩诊锤不摆动而是捅：正确持锤。
- 肌腱并不呈 90°，因而没有牵张肌肉。

✔ **提示** 反射消失的声音听上去很沉闷。听与看同样重要。

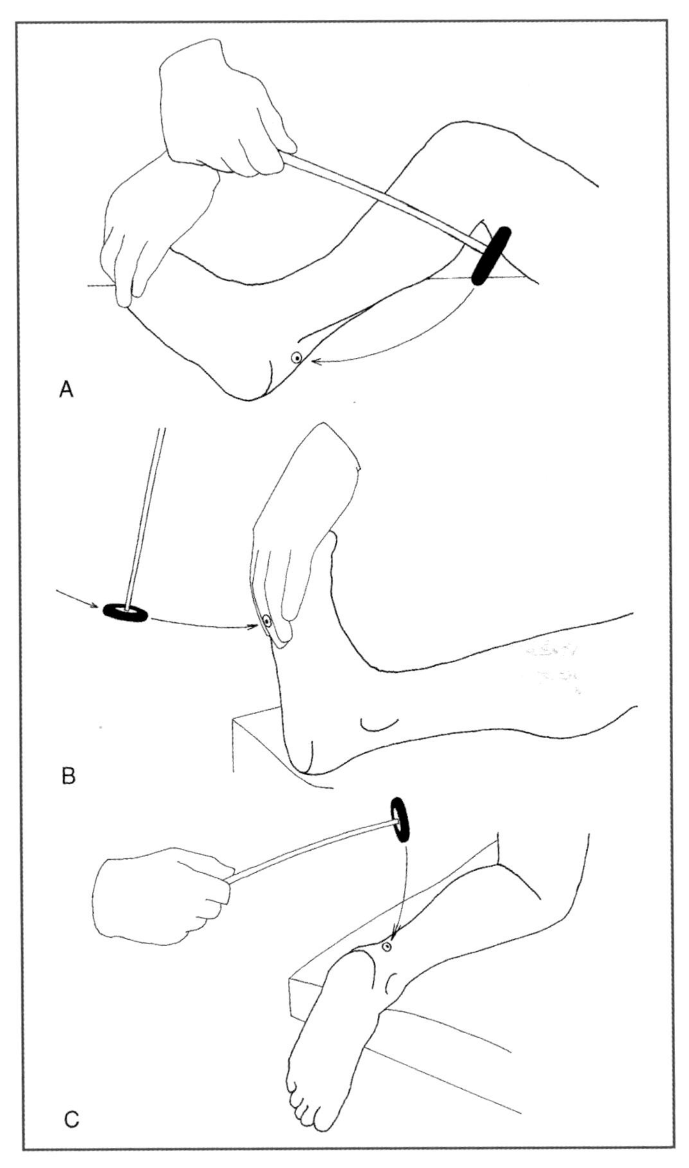

图 19.5　踝反射——三种检测方法

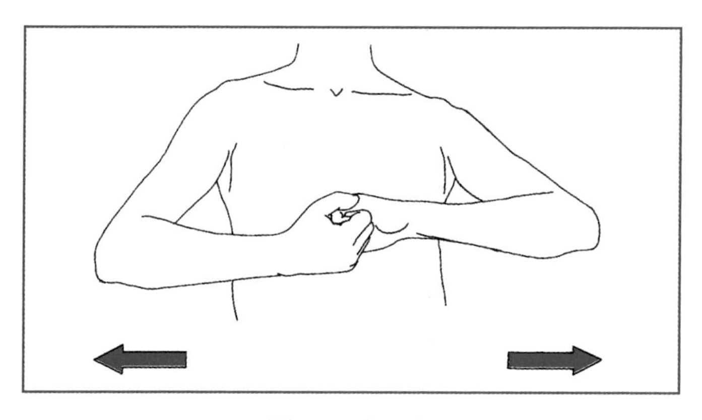

图 19.6　加强法

进一步测试方法

阵挛示范

- **踝部**：快速背屈踝关节；保持足处于这个姿势，并可以看到节律性收缩。超过 3 次为异常。
- **膝部**：腿伸直，将髌骨迅速向下推；可注意到节律性收缩。通常均为异常。

检查所见与意义

- **反射增加或阵挛**：提示该水平神经根以上的上运动神经元性病变。
- **反射消失**：
  - 全面性：提示周围神经病。
  - 孤立性：提示单个周围神经病变，或更常见的是单个神经根病变。
  - 双侧踝反射消失：最常提示周围神经病；也见于双侧 S1 神经根病变，或者非常少见的双侧坐骨神经病变。
- **反射减低**（判断很困难）：见于周围神经病、肌病和小脑综合征。注意：在重度上运动神经元性病变的早期，反射可能消失——“脊髓休克”。

- **反射扩散**：反射可引出，但反应超出了正常应收缩的肌肉。例如，当测试旋后肌反射时见到手指屈曲，或测试膝反射时见到髋内收肌收缩。反射扩散提示发生于反射扩散肌肉神经支配水平以上的上运动神经元性病变。
- **反射逆转**：测试的反射消失，合并更低水平肌肉的反射扩散。反射消失的水平提示病变的水平。例如，肱二头肌反射消失却引出肱三头肌反应。这提示在反射消失水平（本例为 C_5）的下运动神经元性病变，而下方的上运动神经元性病变提示反射消失水平的脊髓受累。
- **钟摆样反射**：通常膝反射最易见到，表现为反射持续摆动数次。与小脑疾病相关。
- **反射延迟放松**：尤其见于踝反射，可能很难观察到。与甲状腺功能减退相关。

腹壁反射

怎样做

用棉签杆，如图 19.7 所示轻划腹壁。观察腹壁，应有同侧收缩。

- 传入：节段性感觉神经。
- 传出：节段性运动神经。
- 神经根：脐上，T_8 ～ T_9；脐下，T_{10} ～ T_{11}。

检查所见与意义

- **腹壁反射消失**：肥胖、既往腹部手术或多次妊娠、老年人，以及该节段以上锥体束受损或周围神经病变。

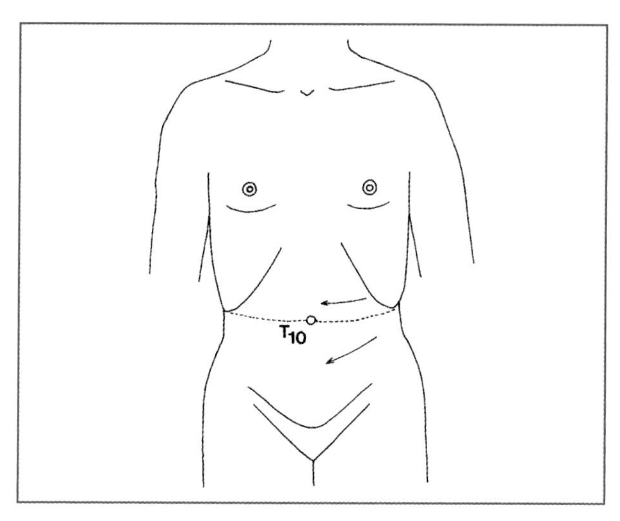

图 19.7　腹壁反射

跖反射

怎样做

向患者解释将要划其足底。用棉签杆轻柔地从足底外侧缘向上划过足掌。观察踇趾和其他足趾（图 19.8）。

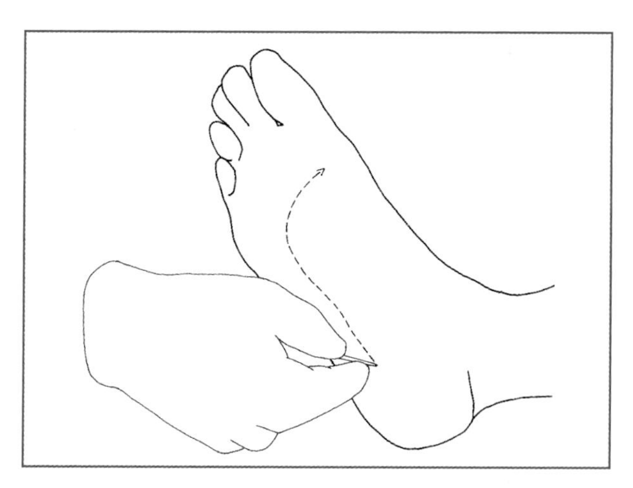

图 19.8　测试跖反射

检查所见

- 所有足趾均屈曲——屈跖反应：Babinski 征阴性——正常。
- 蹈趾背伸（向上），其他足趾屈曲或散开：伸跖反应或 Babinski 征阳性。
- 蹈趾背伸（向上），其他足趾背伸且踝部背屈：躲避反应。用更轻柔的动作来重复或用其他替代刺激（见后文）。
- 蹈趾无运动（即使其他足趾屈曲）：提示无反应。
- 阳性测试应该是可复现的。

意义

- **伸跖反应**：提示上运动神经元性病变。
- **屈跖反应**：正常。
- **无反应**：可见于显著的上运动神经元性无力（足趾不能伸）；如有感觉障碍影响反射的传入部分，亦可出现。

常见错误

不要单独用过大力量测试跖反射。屈跖反应可能见于上运动神经元性病变。意外的伸跖反应（与其他临床结果不一致）需要慎重解释——是否为躲避反应？

替代刺激（均为引出同样反应）

- 刺激足外侧面：Chaddock 反射。
- 拇指及示指沿胫骨内侧面向下划：Oppenheim 反射。

这些替代刺激仅在出现时有意义，阴性则无意义。

第 20 章

运动系统：检查所见与意义

检查所见

记住：

- **上运动神经元性模式**：肌张力增高、反射亢进、锥体束型无力、伸跖反应。
- **下运动神经元性模式**：肌萎缩、肌束震颤、肌张力减低、反射减低或消失、屈跖反应。
- **肌病**：肌萎缩（通常近端）、肌张力减低、反射减低或消失、屈跖反应。
- **神经肌肉接头**：易疲劳性无力、肌张力正常或减低、反射正常、屈跖反应。
- **功能性无力**：无肌萎缩、肌张力正常、反射正常、屈跖反应、肌力不稳定。

见图 20.1。

✔	**提示**　充分认清运动体征也需要依靠感觉和其他体征。

四肢均无力

伴反射增强和伸跖反应

- 解剖定位：颈髓病变或双侧锥体束病变。

✔	**提示**　感觉测试和脑神经体征可用以区别。

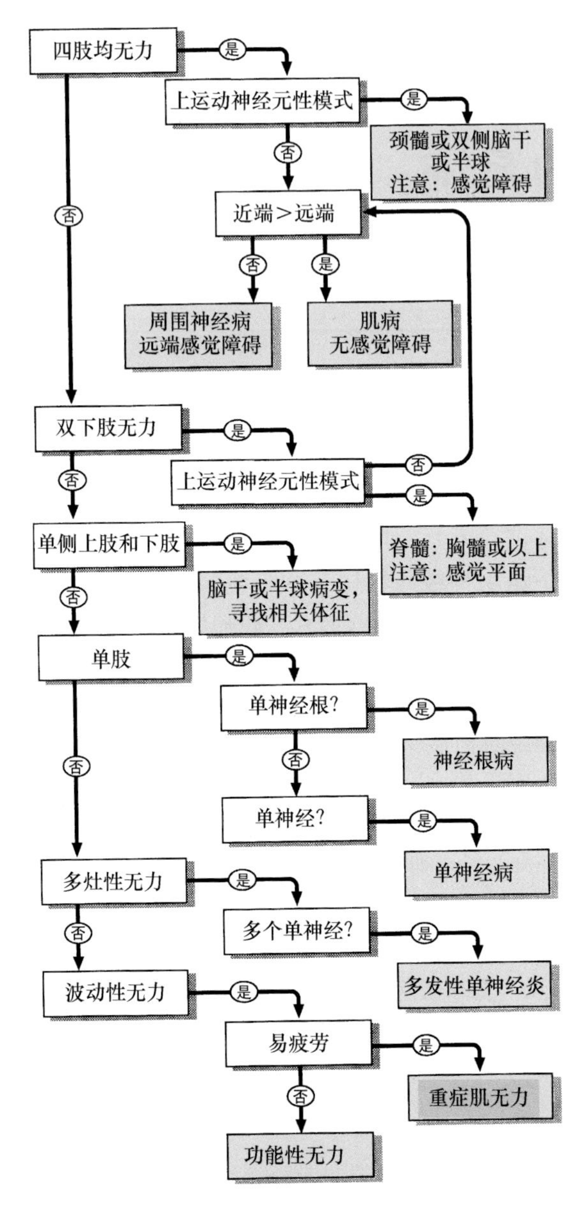

图 20.1　流程图：肌无力检查的简化流程

伴反射消失

- 多神经根病、周围神经病或肌病。感觉测试在肌病中应该正常。

> ✔ **提示**　在近期**急性**或**重度**上运动神经元性病变后的“脊髓休克”状态时，肌张力将减低，反射将消失——即使这是上运动神经元性病变。

混合性上运动神经元性（下肢）和下运动神经元性（上肢）无力

- 提示运动神经元病（无感觉障碍）或混合性脊髓型和神经根型颈椎病（伴感觉障碍）。

正常腱反射

- 易疲劳性无力，尤其是伴随脑神经异常（眼球运动、上睑下垂、面肌）：重症肌无力。
- 波动性无力，肌张力正常：考虑功能性非器质性无力。

双下肢无力

伴反射增强和伸跖反应

- 提示病变在脊髓。病变一定在最高水平运动异常对应的神经根水平以上。病变水平可根据感觉体征来确定。

伴下肢腱反射消失

- 多神经根病、马尾病变或周围神经病。

单侧上肢和下肢无力

高位颈髓、脑干或以上部位的上运动神经元性病变

注意：记住皮质脊髓束（锥体束）在延髓的锥体处交叉。因此，延髓以上的脑和脑干病变导致对侧躯体的无力，而脊髓半切病变导致同侧躯体的无力。

- 对侧的感觉异常发现（痛觉和温度觉丧失）提示同侧颈髓的半切病变（Brown-Séquard 综合征）（见第22章）。
- 对侧脑神经病变或脑干体征提示脑干水平受累。
- 同侧面肌或舌肌无力提示病变高于脑干。
- 同侧所有形式的感觉障碍提示病变高于延髓。
- 视野或高级功能缺陷提示半球病变。

> ✔ **提示** 合并脑神经、视野或高级功能缺陷可提供更精确的定位。

局限于单肢的综合征

局限于单肢的上运动神经元性体征可由脊髓、脑干或大脑半球病变引起。仅有运动体征不能区分这些可能性。这需要依靠其他体征——例如，脑神经或感觉异常——或者说没有进一步的检查不能确定诊断。

如果是下运动神经元性，常见综合征见下述。

上肢

手

正中神经：大鱼际拇短展肌的无力和萎缩。感觉障碍：拇指、示指和中指（第21章）。

尺神经：手部除了LOAF外的所有肌肉无力，伴或不伴萎缩。感觉障碍：小指和一半环指（第21章）。

T_1 神经根：手部所有小肌肉萎缩。注意：感觉改变限于前臂内侧。

桡神经：伸指、伸腕和可能的肱三头肌与肱桡肌无力。解剖学鼻烟窝处（anatomical snuffbox）轻微感觉改变。反射消失：旋后肌；如果病变在螺旋沟以上，肱三头肌反射也可能消失。

双侧小肌肉萎缩：

- 伴远端感觉障碍：周围神经病

– 不伴感觉障碍：运动神经元病。

臂

C_5 神经根：肩外展、外旋和屈肘无力，肱二头肌反射消失。感觉障碍：上臂外侧面（第 21 章）。

C_6 神经根：屈肘、旋前无力；旋后肌反射消失。感觉障碍：前臂和拇指的外侧面（第 21 章）。

C_7 神经根：伸肘、伸腕无力，肱三头肌反射消失。感觉障碍：中指（第 21 章）。注意：参看桡神经。

C_8 神经根：屈指无力，指反射消失。感觉障碍：前臂的内侧面（第 21 章）。

腋神经：肩外展无力（三角肌）。感觉障碍：肩外侧部的小片区域（第 21 章）。

下肢

腓总神经麻痹：足背屈、外翻无力，内翻保留。感觉障碍：小腿外侧和足背（第 21 章）。注意：参看 L_5 神经根。

L_4 神经根：伸膝和足背屈无力。反射消失：膝反射。感觉障碍：小腿内侧（第 21 章）。

L_5 神经根：足背屈、内翻和外翻、伸跗趾和髋外展无力。感觉障碍：小腿外侧和足背（第 21 章）。

S_1 神经根：跖屈、足外翻无力。反射消失：踝反射。感觉障碍：足外侧缘、足底（第 21 章）。

波动性无力

无力表现为活动后易疲劳，然后恢复：考虑重症肌无力。

波动，有时毫无力气，其他时候又能使出全力：考虑功能性无力。

并非真正意义的无力

患者可能表现为无力，但实际上并不是，如果：

- 他们难以理解你想让他们做什么（高级功能改变）。

- 他们启动动作缓慢（见于帕金森病的运动迟缓）。
- 运动时疼痛。
- 他们由于本体感觉障碍而不确定肢体在哪里。

如果存疑，重新检查患者并考虑这些因素。

意义

肌病（少见）

病因

- **遗传性**：肌营养不良（Duchenne型、Becker型、面-肩-肱型、强直性肌营养不良）。
- **炎性**：多发性肌炎、皮肌炎、风湿性多肌痛。
- **内分泌性**：类固醇诱发、甲状腺功能亢进、甲状腺功能减退。
- **代谢性**：（非常少见）糖原贮积病（如Pompe病）、McArdle病。
- **中毒性**：酒精、他汀类药物、氯喹、氯贝丁酯。

肌无力综合征（少见）

病因

- **重症肌无力**：通常为特发性，偶由药物诱发（青霉胺、肼屈嗪）。
- **Lambert-Eaton综合征**：（非常少见）自身免疫性，常是副肿瘤综合征（通常为小细胞肺癌）。

单神经病（很常见）

常见病因

- **压迫**（周末晚麻痹：由于上肢靠在椅子上而压迫螺旋沟内的桡神经——也有报道坐在马桶上睡着后累

及坐骨神经！）。

- **嵌压性**，如腕管内的正中神经、在膝部腓骨小头后的腓总神经；更常见于糖尿病、类风湿关节炎、甲状腺功能减退症和肢端肥大症。
- 可以是更弥漫性神经病的表现。

神经根病（常见）

常见病因

- 颈或腰椎间盘突出。注意：神经根受压是在低位的水平；例如，L_5-S_1 椎间盘突出压迫 S_1 神经根。注意：神经根病也可出现在压迫性脊髓病变的水平。

少见病因

- 继发性肿瘤、神经纤维瘤。

周围神经病（常见）

- **急性运动为主的神经病**：吉兰–巴雷综合征。非常少见：白喉、卟啉病。
- **亚急性感觉–运动性神经病**：维生素缺乏（B_1、B_{12}）、重金属中毒（铅、砷、铊）、药物（长春新碱、异烟肼）、尿毒症。
- 慢性感觉–运动性神经病：
  - 获得性：糖尿病、甲状腺功能减退症、副蛋白血症、淀粉样变性。
  - 遗传性：Charcot-Marie-Tooth 病（进行性神经性腓骨肌萎缩症）。

多发性单神经炎（少见）

- 炎性：结节性多动脉炎、类风湿关节炎、系统性红斑狼疮、结节病。注意：可能为更弥漫病程的表现。

多神经根病（少见）

提示许多神经根的病变。和其他周围神经病不同，其导致更近端的无力。该词常常用于描述吉兰-巴雷综合征。

脊髓综合征（常见）

解释运动体征对于提示脊髓综合征的意义需要感觉测试的结果（见第 21 章）。

脑干病变（常见）

- **年轻患者**。常见原因：多发性硬化。
- **老年患者**。常见原因：栓塞或血栓形成后的脑干梗死、出血。少见原因：肿瘤、外伤。

半球病变（常见）

- **老年患者**。常见原因：栓塞或血栓形成后的梗死、出血。少见原因：肿瘤、外伤、多发性硬化。

功能性无力

难以评估。可以是潜在器质性无力的表现。通常无力是暴发性的——剧烈开始而突然消失。对于单侧下肢无力，Hoover 征（第 25 章）可以提供功能性无力的清晰展示。可能提示转换障碍或其他躯体形式障碍。参看功能性感觉障碍。

第21章

感觉：总论

背景

有五种基本的感觉形式（表21.1）。

表21.1　感觉形式

形式	传导束	纤维大小
振动觉 关节位置觉 轻触觉	后柱	大纤维
轻触觉 针刺觉 温度觉	脊髓丘脑束	小纤维

脊髓中有两个重要的感觉传导束：

- 后柱在同侧上行至延髓，在此交叉。
- 脊髓丘脑束大部分在进入脊髓的1～2个节段内交叉（图21.1）。

振动觉、关节位置觉和温度觉缺失常没有突出的感觉症状。例如，关节位置觉障碍常被描述为无力或笨拙，或感觉肢体被绑在紧绷带里。

轻触觉和针刺觉缺失通常有症状，常被描述为麻木。

感觉检查应当用于：

- 作为筛查性测试；
- 评估症状性患者；

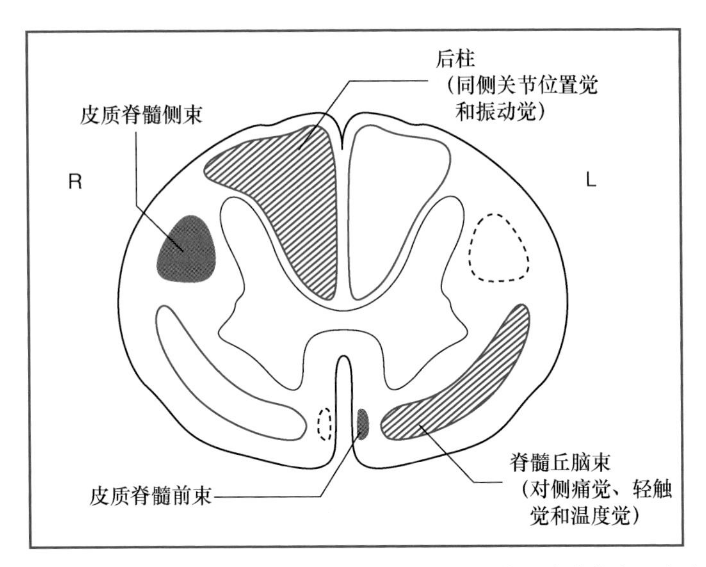

图 21.1　脊髓横切面显示来自右侧（R）的感觉传入（蓝色）和向右侧（R）的运动传出（黑色）

- 测试运动检查提出的假设（如区分混合性尺神经与正中神经病变和 T1 神经根病变）。

感觉检查需要患者和检查者均集中注意力。振动觉和关节位置觉通常检查很快且较容易，对注意力集中的要求较低，所以首先测试。这也可以让你评估患者作为感觉目击者的可靠性。

在所有的感觉测试中，需要首先向患者**讲解**测试相关内容，然后进行**测试**。在多数患者中，你会确信他们已经理解并且他们的反应是可靠的。有时你需要**检查**患者是否已经理解并能恰当地进行测试。对于所有的测试，均从感觉障碍区移至感觉正常区。

记住感觉体征比反射或运动体征改变的权重更低；因此，在把这些发现与相关的运动和反射改变进行综合分析时，感觉体征通常给予更少的考量。

上肢

上肢有四条独立的神经常受累。正中神经、尺神经、桡神经和腋神经相关的感觉障碍在手指上被标出（图 21.2 A ～ C），可能有感觉障碍超出图示的核心感觉分布区。

如果你能记住手的中指由 C_7 支配，上肢的皮节对应可以容易记住。详见图 21.3。

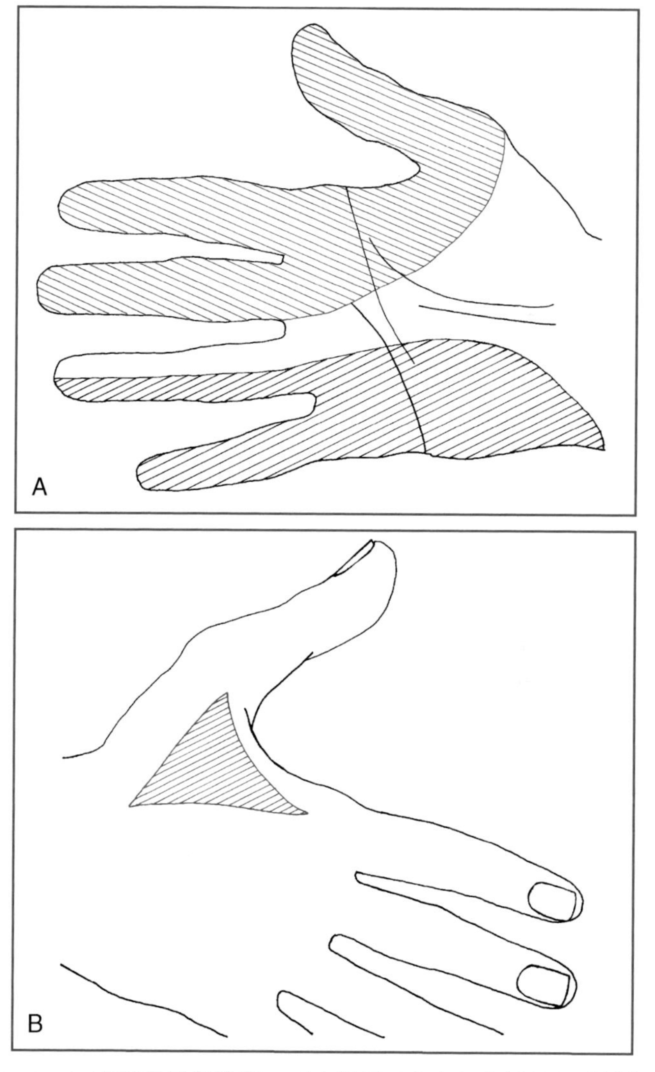

图 21.2　A. 手部的感觉障碍：正中神经（蓝色）和尺神经（黑色）。**B.** 手部的感觉障碍：桡神经

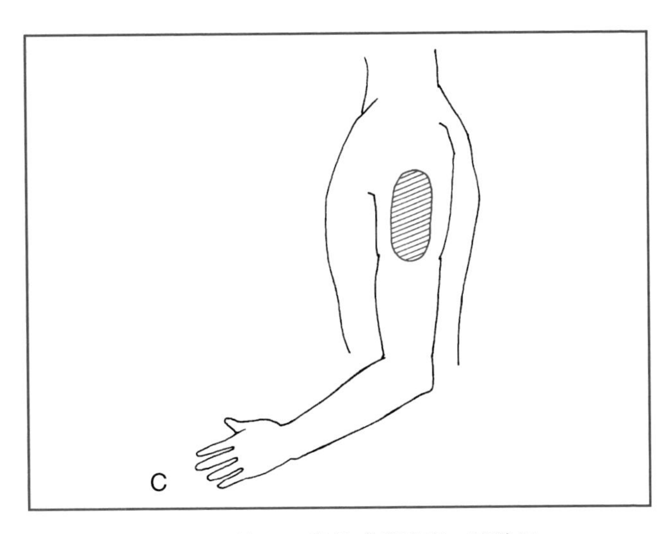

图 21.2 续。C. 臂的感觉障碍：腋神经

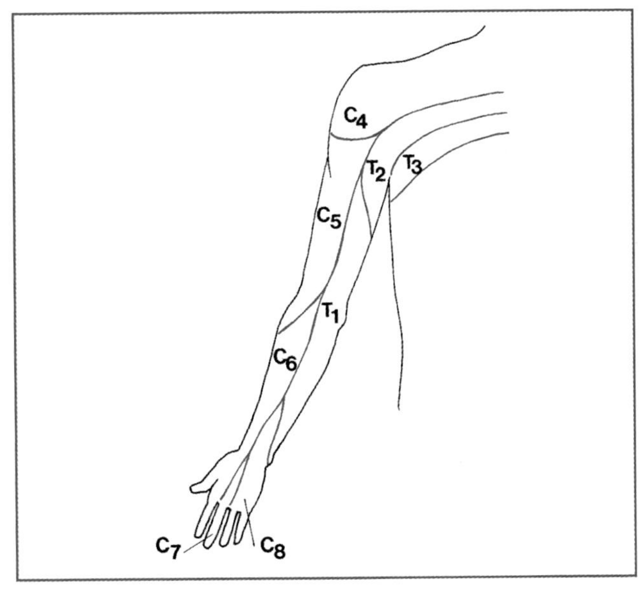

图 21.3 上肢的皮节

下肢

单个神经的感觉缺损最常见于下列单神经：

- 大腿股外侧皮神经（图 21.4 A）；
- 腓总神经（也称为腘外侧神经）（图 21.4 B）；
- 股神经（图 21.4 C）
- 坐骨神经（图 21.4 D）。

最常受累的皮节是 L_4、L_5 和 S_1。

帮助你记忆下肢皮节的“皮节舞”见图 21.5。

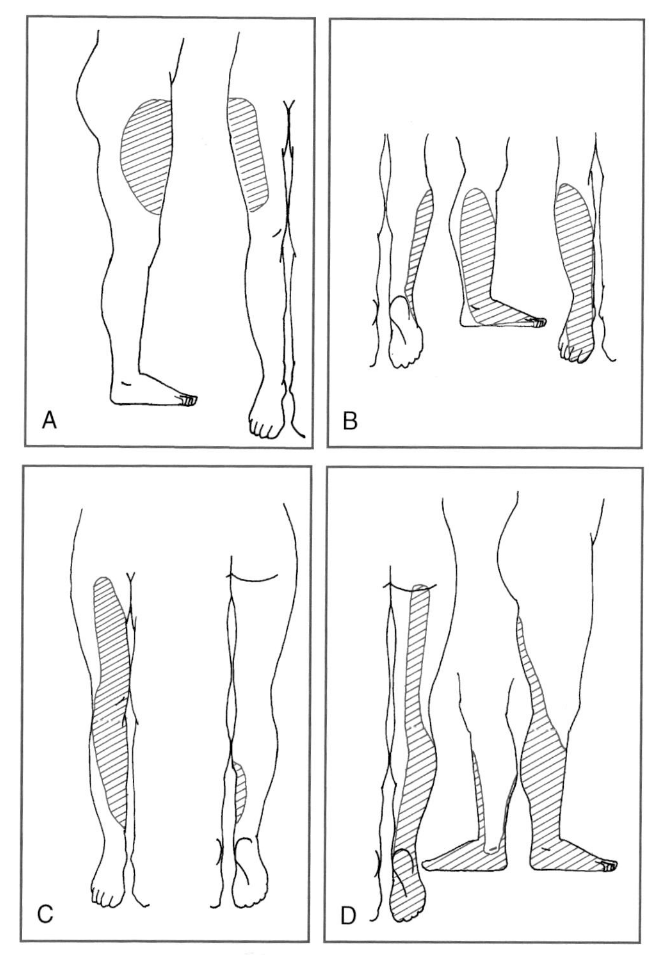

图 21.4　下肢的感觉障碍：A. 股外侧皮神经；**B.** 腓总神经；**C.** 股神经；**D.** 坐骨神经

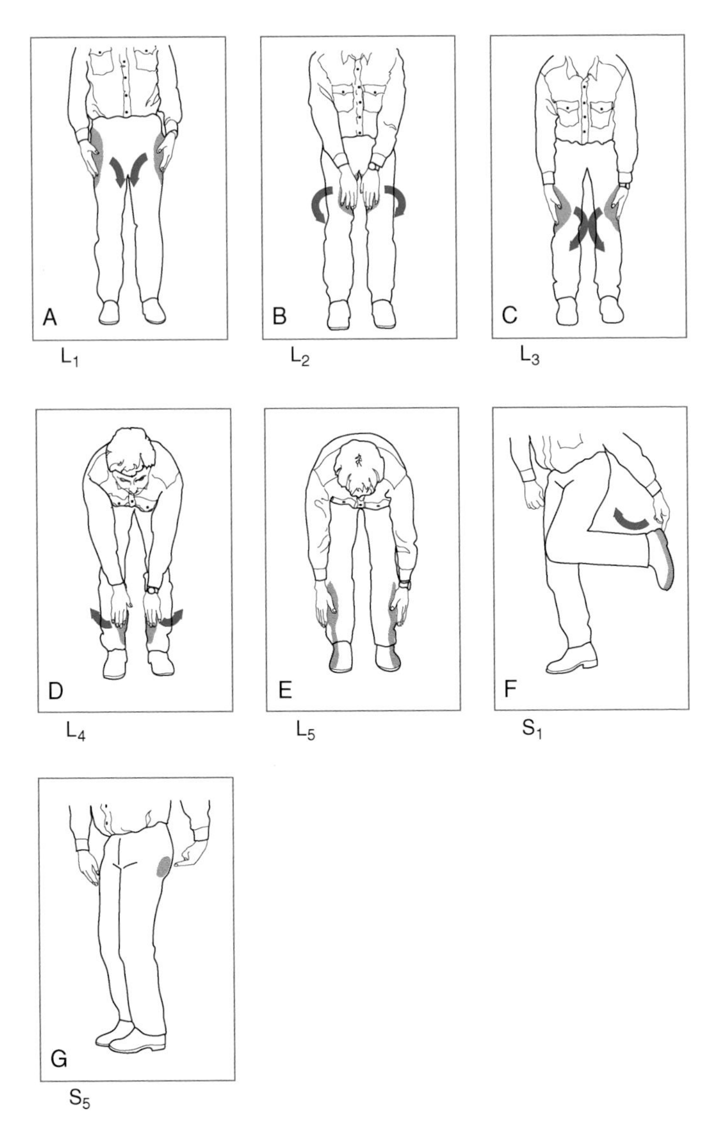

图 21.5　如何跳皮节舞：A. 开始把你的手放在口袋处（L_1），**B.** 将手向内移至大腿内侧（L_2），**C.** 然后向外和下方移至膝旁（L_3），**D.** 然后向内和下方移至小腿内侧（L_4），**E.** 然后向外至小腿外侧（L_5），**F.** 之后指向你的足底（S_1），**G.** 指向你的臀部（S_5）

皮节

神经根支配的概览见图 21.6。需要记住的关键皮节在图中以蓝色显示。

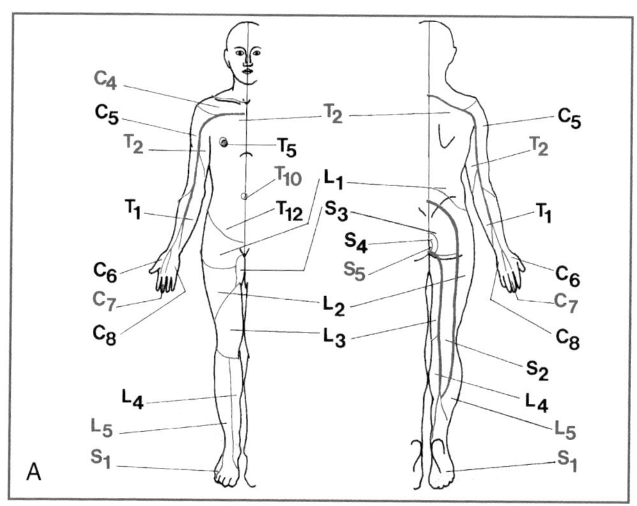

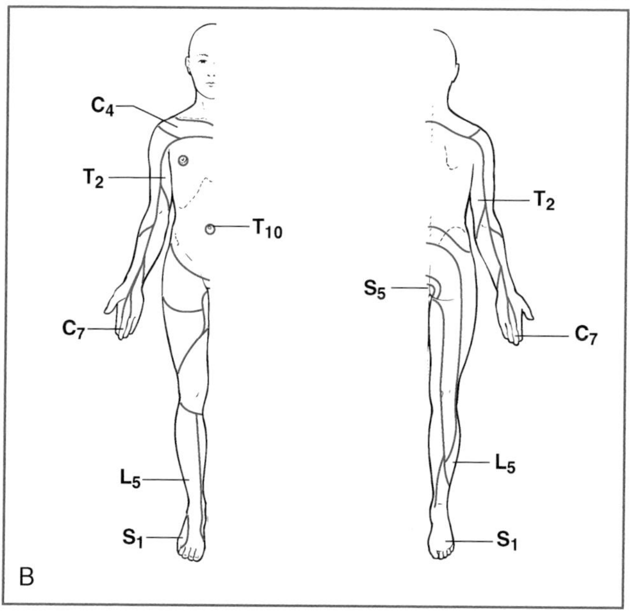

图 21.6　A. 皮节概览。**B.** 需要记住的关键皮节

怎样做

振动觉

使用 128 Hz 的音叉。更高频率（256 或 512 Hz）的音叉不合适。

示范：敲击音叉并将其放在胸骨或下颌处，来确保患者理解他将感受到的振动。

测试：让患者闭上眼睛。将音叉放在骨性突起部位，并询问他是否可感到振动。开始放在脚趾尖，如未感到，放在跖趾关节、内踝、胫骨粗隆、髂前上棘、臂、手指尖、每个指间关节、掌指关节、腕部、肘部和肩部（图 21.7）。如远端振动觉正常，进一步检查近端没有意义。

核对：核对患者所说的感到振动，而不是仅接触音叉的感觉。敲击音叉并立即停止其振动，重复检查。如患者说他

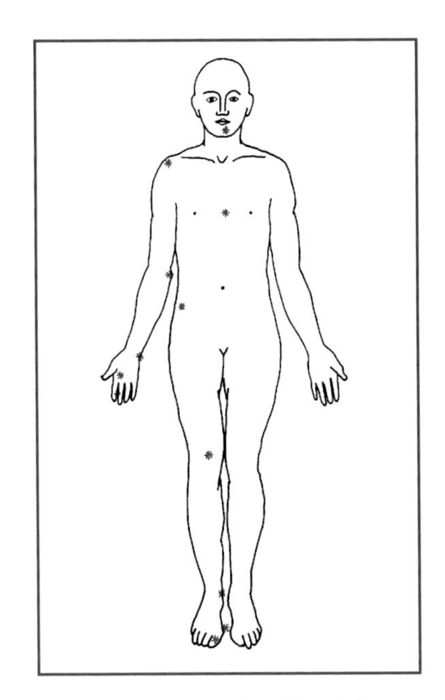

图 21.7　测试振动觉的可能部位

感到振动，再次示范该测试。

注意：从远端开始，比较左侧和右侧。

关节位置觉

示范：让患者睁开眼睛，向他展示你将要做什么。用你的两个手指捏住他的远端指（趾）节（图21.8）。确保你的手指与拟运动的方向呈90°，运动手指（足趾），演示什么是向上、什么是向下。

测试与核对：让患者闭上眼睛，向上和向下移动足趾。开始在两个方向进行大幅度的运动，逐渐减少运动角度直到出现错误。先检查远端关节。如果远端本体感觉异常，则测试更近端的关节，逐渐移至更近端的关节直至关节位置觉正常。

- 上肢：远端指间关节、近端指间关节、掌指关节、腕、肘、肩。

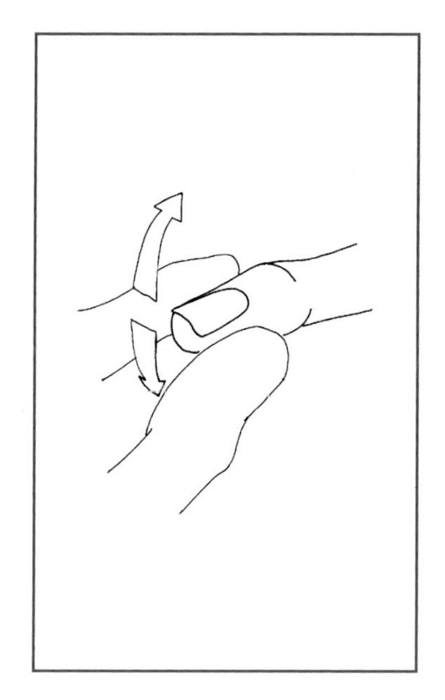

图21.8　如何测试关节位置觉

✔ **提示** 正常可觉察的运动大小可能几乎不被肉眼识别。通过测试发现最小可觉察的运动可能有所帮助。

- 下肢：远端趾间关节、跖趾关节、踝、膝和髋。

✔ **提示** Romberg 试验是关节位置觉的测试（见第4章）。

常见错误

确保你捏住的是手指或足趾的侧面（见图21.8）而**不是**指（趾）甲或指（趾）腹；否则，你测试的是压觉以及关节位置觉。

针刺觉

用一根针测试——一次性的神经科检查针，或缝衣针或曲别针——不能用皮下注射针或折断的棉签杆。使用后把针安全弃置。

每次用相同的刺激强度。

示范：给患者展示你将要做什么。说明你想让他告诉你针是尖的还是钝的。用针触碰未受累区域，然后用针另一端的钝头触碰未受累区域。

测试：让患者闭上眼睛，然后随机给予尖的或钝的刺激，并注意患者的反应。

筛查测试

- 从远端开始移向近端，目标是刺激每个皮节和每个主要神经分布区内的点。但是作为筛查测试，这产出很低。

评估病变

- 总是从感觉改变的区域开始，向正常移动以确定边界。让患者向你展示感觉异常的区域。

评估假设

- 检查感兴趣区域要非常谨慎，尤其注意两侧的任何区别。

核对：间断给予钝性刺激，患者对此刺激需要正确识别，以确保患者理解了这一测试。

> ✔ **提示**　当你测试针刺觉时，想象你描绘了一幅有关患者异常发现的图（如图 22.2 所示）。

轻触觉

这个测试用处最小且常十分耗时。使用小片棉毛，有人喜欢用指尖，在皮肤上轻碰。尽可能保证刺激的可重复性。避免拖动着划过皮肤或让患者发痒。

示范：让患者睁开眼睛，给他展示你将触碰皮肤的一个区域。每次他被触及时让他说“是”。

测试：让患者闭上眼睛，测试区域同针刺觉。以随机的间隔予以刺激。

核对：注意对不规律刺激反应的时机。通常，两次刺激中间停顿 10 ～ 20 s 对检查是有帮助的。

特殊情况

骶区感觉：通常不常规筛查。然而在伴有下列症状的任何患者，测试骶区感觉是必要的：

- 尿路或肠道症状；
- 双下肢无力；
- 双下肢感觉障碍；
- 可能的脊髓圆锥或马尾病变。

温度觉

筛查

在用音叉检查脚和手时，通常可顺便问患者是否感觉到凉。如果没有感觉到凉，向近端移动音叉直至感觉到凉。

正式测试

两个试管分别装入热水和冷水。理想情况下，温度是可控制的，但是通常情况下热水和冷水龙头就足够了。擦干两个试管。

示范："我想让你告诉我，是否用热试管触碰你"（用热试管触碰未受累皮肤区域），"或者是否用冷试管触碰你"（用冷试管触碰未受累皮肤区域）。

测试：随机用热或冷试管触碰手、足或其他感兴趣的受累区域。

核对：随机冷热顺序可以用于评估注意力。

常见错误

- **一般性**：从近端开始测试而不是远端。
- **振动觉与关节位置觉**：解释不合适，匆忙测试而未核对。
- **针刺觉**：由于用非钝性针而导致出血，压力不均，有茧的皮肤。
- **轻触觉**：有茧的皮肤，压力不均。
- **针刺和棉毛轻触**：感觉阈值内的正常变异可能被解读为异常。

✔ **提示** 踝、膝、腹股沟和腋是相对高敏感性的区域。

其他形式

两点辨别觉

需要两点辨别器：像钝性圆规一样的装置。

示范：“我将用两个点同时触碰你”（在患者观看的同时，用两个尖头分开较宽的装置触碰未受累区域），或者“我将用一个点触碰你”。“现在闭上眼睛。”

测试：逐渐减少两个尖头之间的距离，用一个或两个尖头触碰。记录患者不能区分是一个尖头还是两个尖头时的设置。

核对：随机测试一个或两个点，以便你可以评估测试。

- 正常：示指＜5 mm，小指＜7 mm，拇指＜10 mm。

注意：根据皮肤厚度有一定程度的变化。
左右两侧对比。

> ✔ **提示** 感觉测试非常容易陷入困境。这里是一些加速感觉测试的建议：
>
> - 先测试振动觉，之后温度觉（使用你所拿音叉的冷度），之后关节位置觉，之后针刺觉。最后测试轻触觉——最耗时，帮助最小。
> - 从远端开始，向近端检查。
> - 标记任何感觉障碍的区域，从感觉异常的区域开始，之后移向正常区域。
> - 脑中不断描绘你的发现。

进一步测试

感觉忽视

让患者告诉你触碰的是哪一侧（用棉毛或针刺）。触碰他右侧的身体，而后左侧。如果他能独立辨别哪一侧，之后同时触碰他的双侧。

检查所见

- 正常辨别右侧、左侧和双侧：正常。
- 正常辨别右侧和左侧，但双侧同时刺激时仅识别一侧，通常是右侧：感觉忽视。

意义

- 感觉忽视通常提示顶叶病变，更常见于非优势半球的病变。

第 22 章

感觉：检查所见与意义

检查所见

感觉障碍的模式

感觉缺损（图 22.1）可分为 8 个神经系统水平。

1. **单神经**：单个神经分布区的感觉障碍，最常见为正中神经、尺神经、腓神经、股外侧皮神经。其分布图见于第 21 章。
2. **单个或多个神经根**：感觉缺损局限于单个神经根或许多相邻的神经根——常见的神经根在上肢为 C_5、C_6 和 C_7，下肢为 L_4、L_5 和 S_1。其分布图见于第 21 章。当腰骶髓的多个神经根（通常为双侧 S_1 ～ S_5 神经根）受累时，引起马尾综合征伴肛周区域和臀部感觉障碍（鞍区麻木）以及双大腿后部感觉障碍。
3. **周围神经**：远端手套和袜套样感觉缺损（图 22.2）。
4. **脊髓**：可识别出 5 种感觉障碍模式（图 22.3）。
   - 完全性横贯性病变：病变最上水平的感觉过敏（触觉和针刺觉的敏感性增加），病变以下几个节段所有形式的感觉障碍（图 22.3 A）。
   - 脊髓半切病变（Brown-Séquard 综合征）：病变同侧的关节位置觉和振动觉障碍，病变以下几个节段对侧的痛觉和温度觉障碍（图 22.3 B）。
   - 脊髓中央病变：病变水平由于脊髓丘脑纤维在髓内交叉导致痛觉和温度觉障碍，其他形式的感觉保留

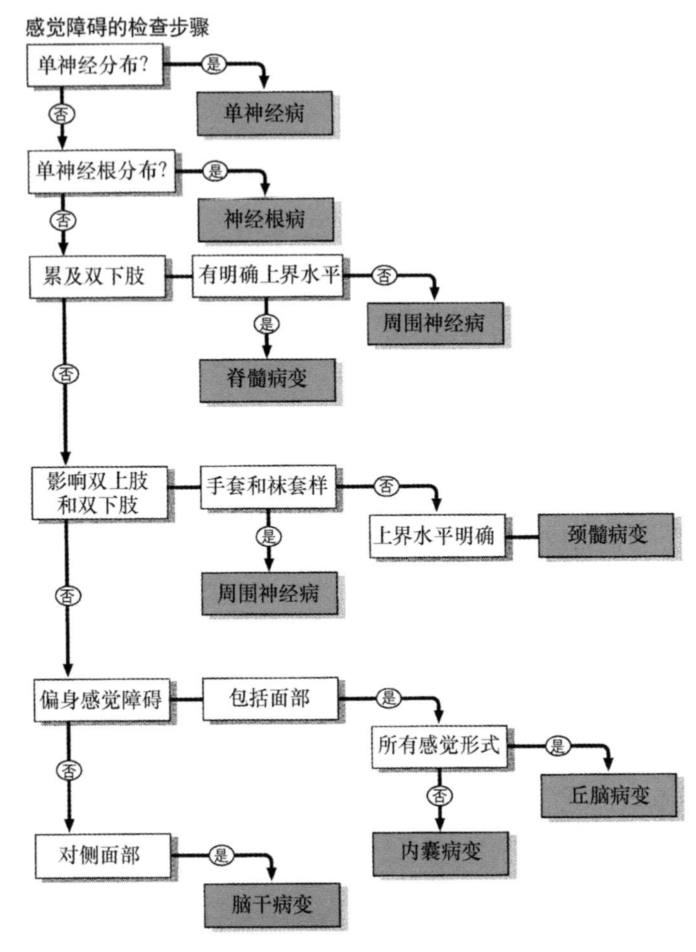

图 22.1　感觉障碍的简化检查步骤

（分离性感觉障碍）——见于脊髓空洞症（图 22.3 C）。

- 后柱病变：关节位置觉和振动觉障碍，痛觉和温度觉保留（图 22.3 D）。
- 脊髓前综合征：病变水平以下痛觉和温度觉障碍，关节位置觉和振动觉保留（图 22.3 E）。

5. **脑干**：面部和对侧躯体痛觉和温度觉障碍。常见原因：延髓外侧综合征（图 22.3 F）。

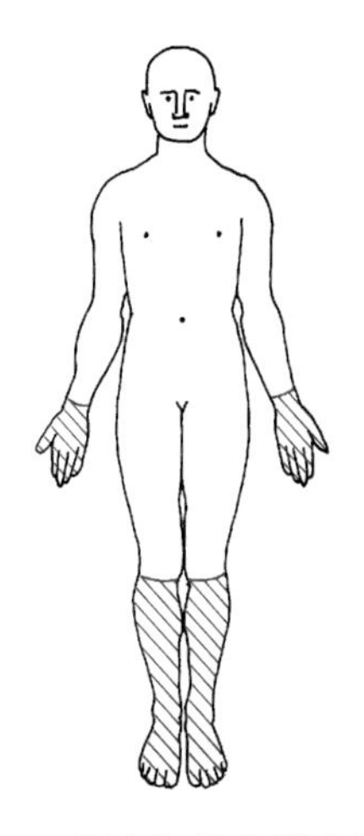

图 22.2　手套和袜套样感觉障碍

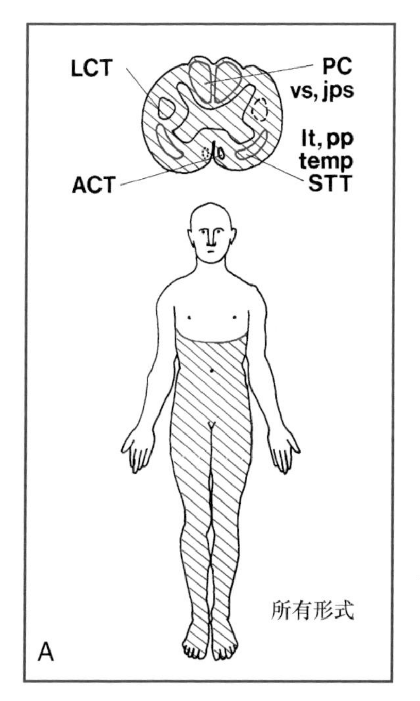

图 22.3　A ～ G。脊髓横切面： 与图 21.1 相同，病变用蓝色阴影标记。ACT ＝皮质脊髓前束，LCT ＝皮质脊髓侧束，PC ＝后柱，STT ＝脊髓丘脑束

感觉形式： 感觉障碍区域用蓝色阴影标记。感觉形式标记为：jps ＝关节位置觉，lt ＝轻触觉，pp ＝针刺觉，temp ＝温度觉，vs ＝振动觉，√＝存在；× ＝缺失

图 22.3　脊髓病变相关感觉障碍：**A.** 完全性横贯性病变

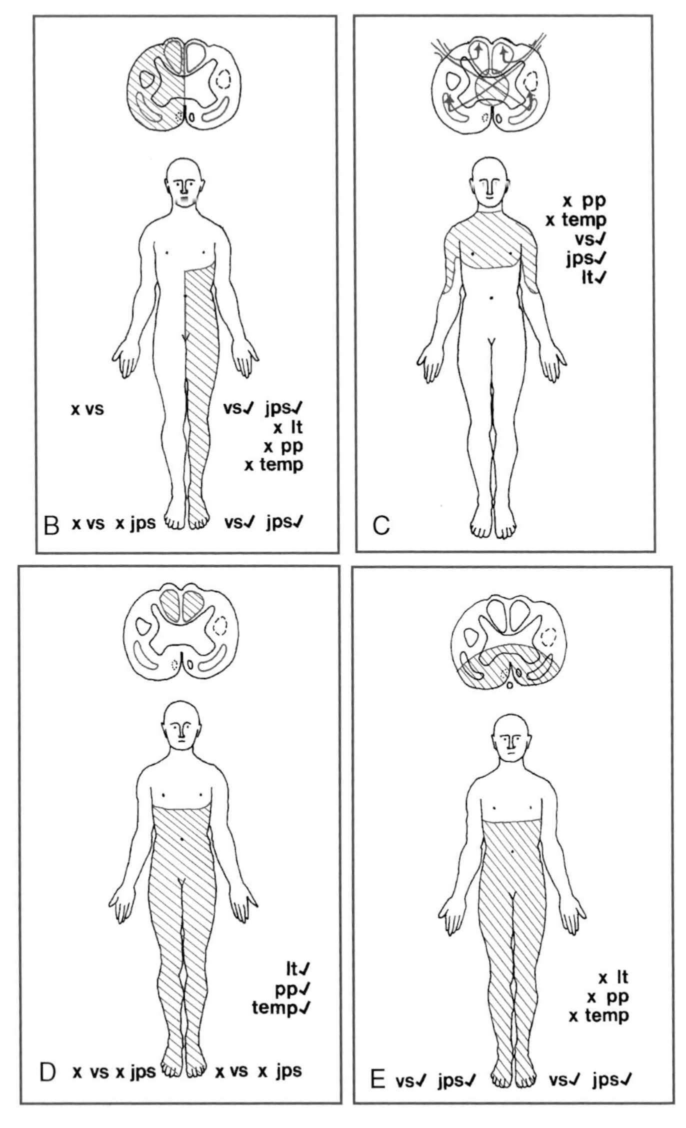

图 22.3　续。**B.** 脊髓半切病变；**C.** 脊髓中央病变；**D.** 后柱病变；**E.** 脊髓前综合征

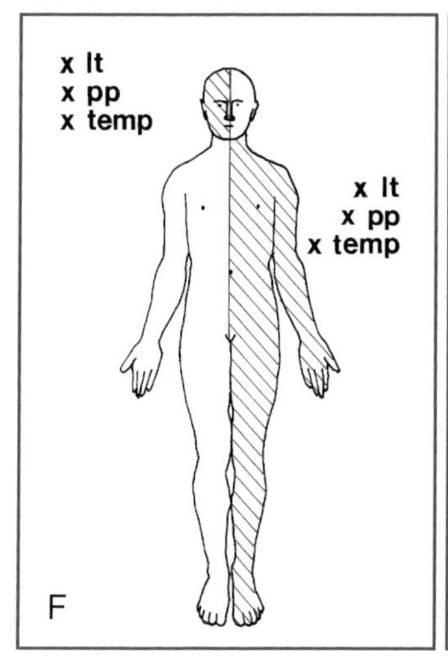

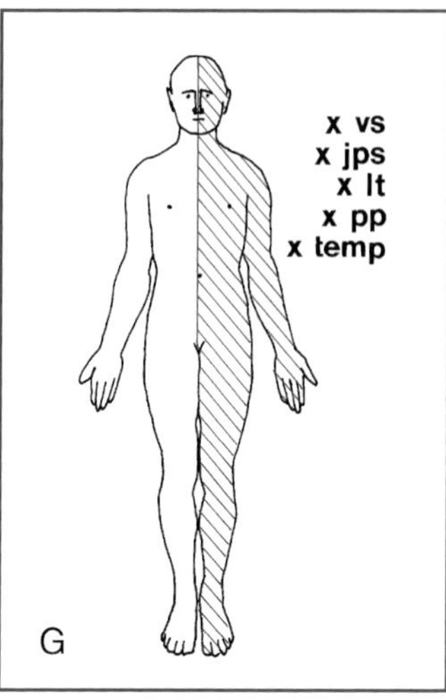

图 22.3　续。F. 脑干病变；G. 丘脑性感觉障碍

6. **丘脑性感觉障碍**：偏身所有形式感觉障碍（图 22.3 G）。
7. **皮质性感觉障碍**：顶叶病变——患者能识别所有的感觉，但定位差——两点辨别觉、实体觉丧失，感觉忽视。
8. **功能性感觉障碍**：非解剖学分布的感觉缺损常伴不恒定的检查结果，提示该诊断。

意义

感觉检查结果的解读依赖于与其他部分神经系统检查结果的综合分析，特别是运动系统检查。

- **单神经病变**。常见原因：嵌压性神经病。更常见于糖尿病、类风湿关节炎、甲状腺功能减退症。也可以是更弥漫性周围神经病的表现（见第 20 章）。
- **多个单神经病变**：多发性单神经炎。常见原因：血管炎，或更弥漫性周围神经病的表现。
- **单神经根病变**。常见原因：椎间盘脱出压迫。少见原因：肿瘤（如神经纤维瘤）。

- **马尾综合征**（也见第26章）。常见原因：椎间盘脱出压迫马尾。少见原因：肿瘤或单纯疱疹性多神经根炎。
- **周围神经**（见第20章）。常见原因：糖尿病、酒精相关性维生素 B_1 缺乏、药物（如长春新碱）；常常找不到原因。少见原因：吉兰–巴雷综合征、遗传性周围神经病（如Charcot-Marie-Tooth病）、血管炎、其他维生素缺乏（包括维生素 B_{12}）。
- **脊髓**：
  - **完全性横贯**。常见原因：外伤、肿瘤引起的脊髓压迫（通常是椎骨的继发性肿瘤）、颈椎病、横贯性脊髓炎、多发性硬化。少见原因：椎管内肿瘤（如脊膜瘤）、脊髓脓肿、感染后（通常是病毒）。
  - **半切**。常见原因：同横贯性。
  - **脊髓中央综合征**（少见）。常见原因：脊髓空洞症、外伤引起脊髓出血。
  - **后柱病变**：任何完全性横贯性病变的原因均可引起，但也见于少见的脊髓亚急性联合变性（维生素 B_{12} 缺乏）、一氧化氮滥用与铜缺乏，以及脊髓痨。
  - **脊髓前综合征**（少见）：脊髓前动脉栓塞或血栓形成。
- **脑干类型**（少见）。常见原因：青年人——脱髓鞘疾病，老年人——脑干卒中。少见原因：脑干肿瘤。
- **丘脑性和皮质性感觉障碍**。常见原因：卒中（血栓形成、栓塞或出血）、脑肿瘤、多发性硬化、外伤。
- **功能性**：可能提示转换障碍。注意：该诊断很难做出。

✔ **提示**　导致每种感觉障碍模式的病因谱非常广泛，这强调了病史对解读临床发现的重要性。

第 23 章

共济运动

背景

产生流畅和精确的运动需要对一系列的运动动作进行协调性的组合。这个过程需要对伴运动传出的感觉反馈进行整合，这一整合过程主要在小脑中完成。

在出现无力的情况下，必须谨慎解读共济运动的测试，如有严重的无力，共济运动测试很可能没有意义。

关节位置觉障碍可产生一定程度的共济失调（感觉性共济失调），当闭上眼睛时会明显加重。关节位置觉应在共济运动之前测试。

怎样做

测试步态（见第 4 章）

在所有测试中，左右两侧对比。可以预估右手情况略好（在右利手人中）。

上肢

让患者向外伸出手臂并闭上眼睛。告诉患者保持他的上肢处于该位置。然后突然向上或向下推他的上肢。

指－鼻试验

举起你的手指，距患者前面一臂远。让患者用示指触碰你的手指，然后触碰他的鼻子（图 23.1）。当他能正确完成

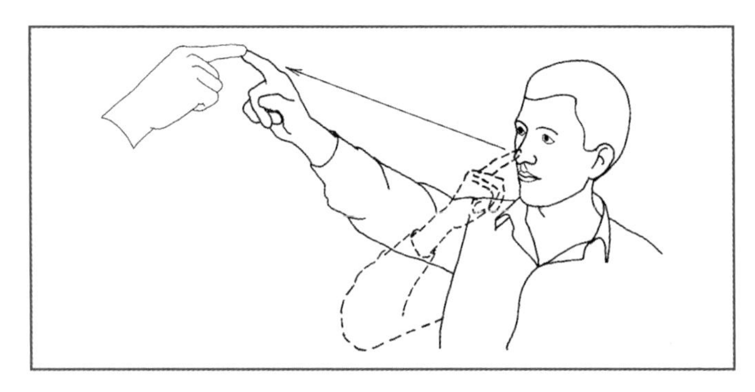

图 23.1　指-鼻试验

时，让他更快速重复运动。观察运动的精确性和流畅性。

> ✔ **提示**　如果患者看上去有严重共济失调，你可以让他们触碰自己的耳朵而不是鼻子，从而避免眼睛损伤。

轮替运动

让患者一只手快速而规律地拍打另一只手的手背（示范）。

让患者像开门或拧灯泡那样翻转他的手（示范）。

让患者用左手的手掌、手背交替拍打右手的手背。而后用右手重复（示范）。

下肢

跟-胫试验

患者仰卧。让他抬腿并将足跟放在膝部，然后沿胫骨锐利部滑下（图23.2）（示范）。观察运动的精确性和流畅性。

常见错误

- 不要让患者用足背沿胫骨滑动，因为这类似于有导轨的运动，可能掩盖共济失调的表现。

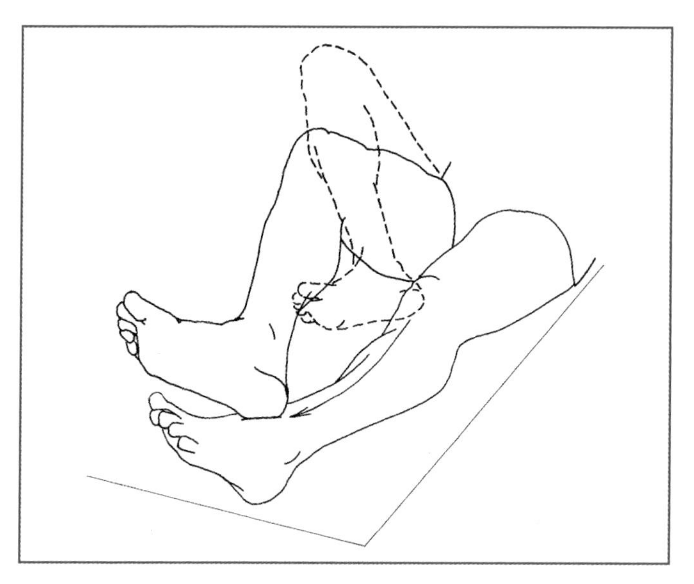

图 23.2　跟–胫试验

让患者像听快速音乐那样**拍足**。

躯干

让患者不用手从仰卧位坐起。是否向一侧倒下？

小脑功能的其他测试

- 语言（第 2 章）。
- 眼球震颤（第 10 章）。
- 肌张力低（第 16 章）。
- 钟摆样反射（第 19 章）。
- 震颤（第 24 章）。

检查所见

上肢外伸

- 上肢抖动数次后回到静息位：这提示小脑疾病。

- 上肢迅速回位：正常。

指-鼻试验

- 患者能够快速而准确地完成任务：正常。
- 患者手指接近目标时出现震颤：意向性震颤；手指超过目标：过指或辨距不良。

轮替运动

- 手部运动失调，肘部比预期的轨迹更宽；运动不规则，没有节律。进行双侧对比。这些变化提示小脑性共济失调。异常经常听起来是拍打声而不是正常轻拍的噪声。

> ✔ **提示** 轻度上运动神经元性无力损害快速轮替运动的流畅性。然而，运动不会有比预期更宽的轨迹。

当出现轻拍手而后翻转手失调时，称为轮替运动障碍。

跟-胫试验

- 足跟在下滑时从胫骨前部落下，膝部呈左右两侧摇晃不稳为跟-胫试验动作失调。

> ✔ **提示** 指-鼻试验及跟-胫试验可用于测试关节位置觉。如果睁眼时运动准确，闭目后重复时运动明显变差，这提示关节位置觉受损。

躯干

- 患者由仰卧位不能坐起，不倒向一侧：躯干性共济失调。这会合并步态共济失调（第4章）。

意义

- **单侧共济失调**：同侧小脑综合征。
- **双侧共济失调**：双侧小脑综合征。
- **躯干性共济失调、步态共济失调，无四肢共济失调**：小脑中线综合征。
- **单侧小脑综合征**。常见原因：脱髓鞘病、血管病。少见原因：外伤、肿瘤或脓肿。
- **双侧小脑综合征**。常见原因：药物（抗癫痫药）、乙醇、脱髓鞘病、血管病。少见原因：遗传性小脑变性、副肿瘤疾病、甲状腺功能减退症。
- **小脑中线综合征**：小脑蚓部病变。原因同双侧小脑综合征。

第 24 章

异常运动

背景

观察有症状的患者是最好的评价异常运动的方法。大多数常见的异常运动是可以用正确的词汇描述的。然而，很多专家会以不同的方式来描述相同的运动——因此，运动障碍相关杂志会提供视频片段来说明这些运动！

多数患运动障碍的患者，诊断依赖于对临床现象的准确描述。

常常不同综合征之间存在明显的叠加，数种类型的异常运动常出现在同一患者中——例如，震颤和肌张力障碍出现在治疗中的帕金森综合征患者。

基底节的解剖较为复杂，随着越来越多的研究开展，不同结构间联系的线图图解也变得越来越复杂。神经-解剖关联的临床价值有限，因此多数运动障碍按综合征进行分类而不是按解剖结构分类。有意义的关联包括由于对侧黑质病变所致的单侧帕金森综合征，以及由于对侧丘脑底核或其联系纤维病变所致的单侧偏身投掷症。

在评估运动障碍时，有三个方面需要检查：

1. 阳性表现

- 维持异常的姿势。
- 观察到其他的运动。

2. 潜在表现

- 可用多种检查手法发现的异常表现（例如，测试肌张力时发现的肌强直以及在书写痉挛患者由书写诱发的异常姿势）。

3. 阴性表现

- 不能做事：例如，运动的启动缓慢（运动迟缓）。

用于运动障碍的术语（图 24.1）

静坐不能：运动不宁，患者不断变换、交叉和分开他的腿，在原地踏步。

手足徐动症：缓慢、扭动、无规律的运动，主要见于手及腕部（现在不常使用）。

舞蹈症：快速、本质为抽动的无节律运动，通常具有假目标性。可以短时间地自主控制。

运动障碍：用于描述抗精神病药物相关运动的术语，尤其用于描述口和面部的异常运动（口面运动障碍）。

肌张力障碍：主动肌和拮抗肌的同时收缩，可导致间断或持续性维持一种异常姿势。维持的姿势通常是身体的过伸或过屈位。

偏身投掷症：累及一侧肢体的猛烈投掷样不规则运动。与重度舞蹈症之间无清晰界限。

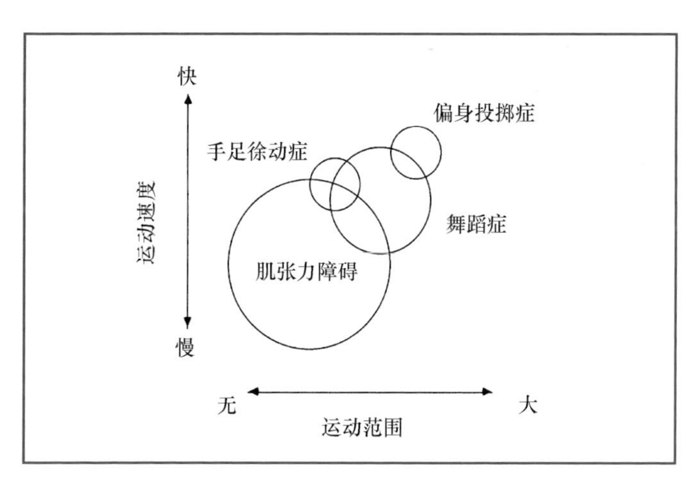

图 24.1　舞蹈症和手足徐动症、舞蹈症和偏身投掷症，以及舞蹈症和肌张力障碍之间存在显著重叠

肌阵挛性抽动：一个肌群极短暂的收缩，导致受累肢体不自主与无目的的抽动。

阴性肌阵挛：在一个肢体向外伸出时，肌张力不规则地突发短暂丧失。最常见形式为扑翼样震颤。

抽动：一种刻板、不可抑制的重复动作，通常是一个有目的的重复动作。

震颤：节律性交替运动。

怎样做

观察患者面部。

- 有无附加的运动？
- 是否面无表情？

观察患者头位。
观察上肢和下肢。

- 注意姿势。
- 有无异常运动？

让患者：

- 微笑。
- 闭目。
- 双上肢平举，双腕背屈竖起（图 24.2 A）。
- 向外侧抬肘，并在鼻前用示指相互对指（图 24.2 B）。
- 做指–鼻试验（见第 23 章）。

如有震颤，注意频率、幅度（细小、中等、粗大）以及受累的身体部位。明确舌震颤（见第 13 章）。

测试眼球运动（见第 9 章）。

测试肌张力（见第 16 章）。

- 当测试一侧上肢肌张力时，有时让患者上下抬另一侧上肢是有帮助的。

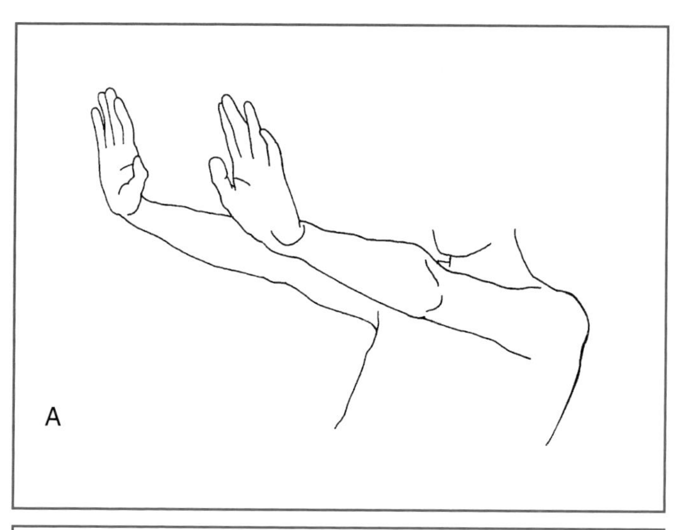

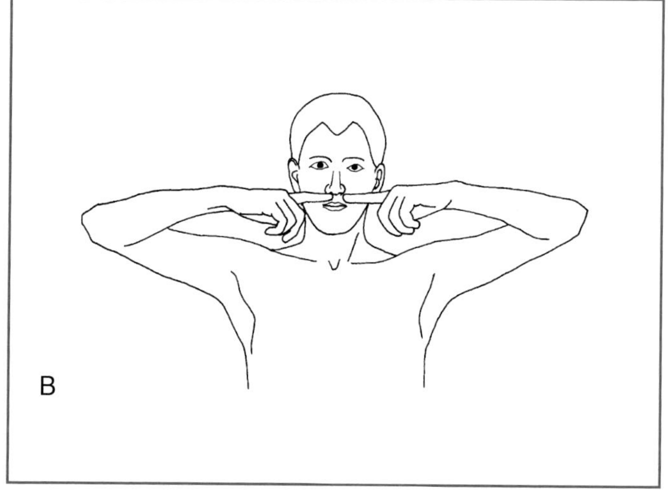

图 24.2　**A. 测试震颤；B. 测试震颤**

测试快速重复运动。

让患者：

- 拇指与示指快速对指（示范）。
- 拇指依次快速触碰每个手指（示范）。
- 像听快节奏音乐那样踏足趾。

观察运动速度以及是否中断，左右两侧对比。

测试步态（见第 4 章）。

测试书写。

让患者：

- 写他的名字和地址
- 画阿基米德螺旋（图 24.3）。

让患者做任何他描述的可以诱发异常运动的动作。

检查所见

面部

阳性表现

常见：

- 咂嘴、口周扭动：口面运动障碍。

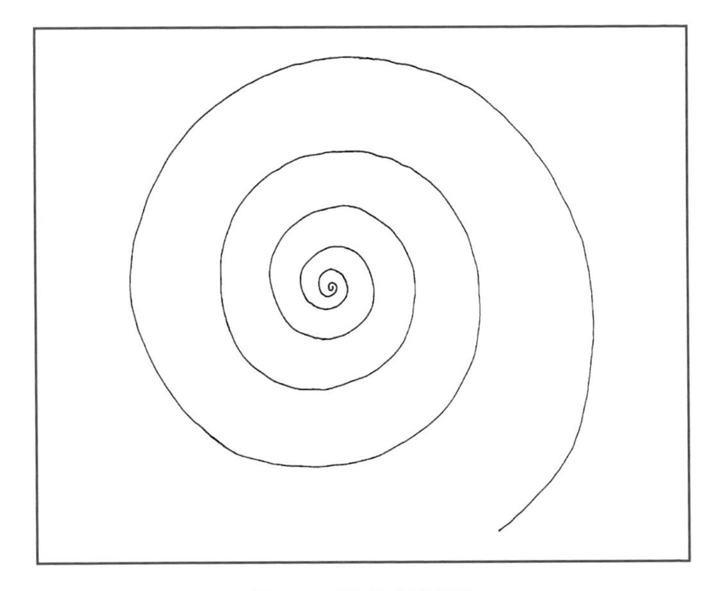

图 24.3　阿基米德螺旋

- 肌肉跳动，尤其在眼周：面肌颤搐。

少见：

- 间断性眼周肌肉痉挛：睑痉挛。
- 间断性一侧面部肌肉痉挛：偏侧面肌痉挛。

阴性表现

- 面部不动。

头

阳性表现

位置

- 头扭向一侧：斜颈。
- 头向一侧倾斜：侧颈。
- 头向前屈：屈颈。
- 头向后仰：伸颈。

运动

- 头的节律性运动：晃动——描述为如同表示“是-是”（前后摇动）或“不-不”（左右摇动）。

上肢和下肢

阳性表现

震颤

- 肢体（尤其是手）静息状态下出现：静止性震颤。
- 肢体在维持某一姿势时出现（尤其如图 24.2）：姿势性震颤。
- 动作中（如指-鼻试验）出现：运动性震颤。
- 手指接近目标时出现或加重：意向性震颤。

✔	**提示**　常见超过一种类型的震颤同时存在。

扑翼样震颤

- 手不规则的抽动样运动，特别见于图24.2中所示的姿势。这实际上是肌张力的突然丧失——负性肌阵挛。

姿势

- 主动肌与拮抗肌同时收缩，使肢体常常在短时间内维持异常姿势：肌张力障碍姿势。通常上肢处于肩外展、伸肘和极度旋前姿势伴伸指。下肢通常是伸髋和膝及踝内翻伴屈趾。

> ✔ **提示** 试着让你自己也处于这些姿势，从而了解看起来是什么样（以及为什么患者感到不舒服）。

附加运动（如上所述）。描述运动的哪些部分被观察到受累：

- 肌阵挛。
- 舞蹈症。
- 偏身投掷症。
- 抽动。
- 手足徐动症。

潜在表现

行走时，下列症状可能出现或加重：

- 静止性震颤。
- 肌张力障碍姿势。
- 舞蹈症。

指-鼻试验可能发现：

- 运动性震颤。
- 意向性震颤（见上）。
- 肌阵挛：运动性肌阵挛。

和加重：

- 舞蹈症样运动。

快速重复运动

- 减慢或易中断：运动迟缓。

肌张力

- 仅在上下活动一侧上肢（激活）时才可能发现另一侧的齿轮样强直。

书写

- 书写逐渐变慢，手出现痉挛，患者常以异常方式握笔：书写痉挛。

阿基米德螺旋

- 螺旋很密集，以圈结束：提示帕金森综合征。
- 螺旋很大伴震颤：提示小脑综合征和特发性震颤。

阴性表现

- 强直：铅管样或齿轮样。
- 运动迟缓：动作起始缓慢。
- 走路时摆臂减少（见第 4 章）。

意义

少动-强直综合征（帕金森综合征；常见）

- 关键特征：强直、运动迟缓和震颤。特点包括面部表情减少（面具样），静止性震颤，走路时身体前倾、摆臂减少和震颤增加。步态可表现为慌张的（见第 4 章），走路及快速重复运动时运动迟缓。锥体外系性构音障碍（见第 2 章）。可有辐辏运动受限。
- 常见原因：帕金森病，抗精神病药，尤其是老药（如氯丙嗪、氟哌啶醇）。

- 少见原因：进行性核上性麻痹［progressive supranuclear palsy，PSP；或 Steele-Richardson 综合征——一种少动-强直综合征伴进行性核上性凝视麻痹（见第 99 页）］、多系统萎缩（少动-强直综合征伴自主神经功能衰竭、锥体束征和小脑综合征），以及非常少见的 Wilson 病。

震颤（常见）

- **静止性震颤**：少动-强直综合征的特点（见上文）。
- **姿势性与运动性震颤**。常见原因：特发性震颤（如有家族史也称为家族性震颤）、放大性生理性震颤（可由甲状腺功能亢进、β-受体激动剂引起）。少见原因：肝衰竭、肾衰竭、酒精戒断。
- **意向性震颤**：提示小脑疾病（见第 23 章）。

舞蹈症（不常见）

常见原因：

- 帕金森病的药物治疗（治疗过度）。

少见原因：

- Wilson 病（寻找相关的肝病以及角膜 Keyser-Fleischer 环）。
- Huntington 病（追问家族史）。
- 服药后或妊娠舞蹈症。
- Sydenham 舞蹈症。
- 卒中。
- 自身免疫性边缘叶脑炎。

偏身投掷症（少见）

- 对侧丘脑底核或其联系纤维病变。

常见原因：卒中

肌张力障碍（不常见）

在某一特定动作时仅累及身体一部分：**任务特异性肌张力障碍**。

- 孤立性书写痉挛。

仅累及身体一部分：**局灶性肌张力障碍**。

- 孤立性斜颈。

累及两个或多个相邻的身体部位：**节段性肌张力障碍**。例如：

- 斜颈和同侧上肢的肌张力障碍性姿势。

累及不相邻的身体部位：

- **全身性肌张力障碍**：常伴舞蹈症。

常见原因：

- **局灶性和节段性肌张力障碍**：特发性，抗精神病药物，过度治疗的帕金森病。
- **全身性肌张力障碍**：同舞蹈症，见上文。

罕见原因：变形性肌张力障碍。

抽动（不常见）

通常独立出现，可以伴随秽语（小声嘀咕脏话）；因此被称为抽动–秽语综合征（Gilles de la Tourette 综合征）。

肌阵挛性抽动（少见）

可能见于其他运动障碍的一部分，其中以舞蹈症或肌张力障碍为主。

伴随许多代谢性脑病，肌阵挛性癫痫——见于少见的神经系统疾病，如 Creutzfeldt-Jakob 病（克-雅病）和缺氧后脑病。

其他

- **口面运动障碍**：通常是多数镇静药的迟发反应。也可见于舞蹈症下所列综合征的一部分。
- **静坐不能**：酚噻嗪类和相关药物的迟发反应。
- **睑痉挛**：特发性。
- **偏侧面肌痉挛**：异位血管压迫面神经。
- **面肌颤搐**：通常为良性，可能因疲劳、咖啡因加重。少见：提示脑干病变。
- **扑翼样震颤**：见于代谢性脑病，尤其是肝衰竭。

第25章

特殊体征和其他测试

在这一章中，将介绍许多特殊情况下运用的体征：

1. 原始反射。
2. 浅反射。
3. 脑膜刺激征检查。
4. 呼吸肌与躯干肌检查。
5. 其他测试。

1. 原始反射

噘嘴反射

怎样做

让患者闭目。用叩诊锤轻叩他的嘴。

检查所见

- 无反应：正常。
- 口唇缩拢皱起：噘嘴反射阳性。

掌-颏反射

怎样做

划患者手掌，快速划过掌心，观察下颏。

检查所见

- 无反应：正常。

- 同侧下颏肌肉收缩：掌颏反射阳性。

抓握反射

怎样做

把你的手指放在患者手掌上，然后抽回你的手，让患者放开你的手。

检查所见

- 患者能够让你拿开：正常。
- 患者不自主抓住你的手：抓握反射阳性。

意义

所有这些原始反射均可见于正常人，更常见于额叶病变和弥漫性脑病患者。如果为单侧，强烈提示对侧额叶病变。

2. 浅反射

提睾反射

男性可以做这个反射测试。向下划过大腿上部内侧。可见阴囊内睾丸运动。提睾肌的收缩抬高了同侧的睾丸。

- 传入：股神经 L_1、L_2。
- 传出：L_1、L_2。

检查所见

- 存在：正常。
- 消失：
  - 可见于非神经系统局灶性疾病或既往局部手术。
  - 反射弧病变。
  - L_1 以上锥体束病变。

肛门反射

怎样做

让患者屈膝侧卧。用棉棍轻划肛门边缘。

检查所见

- 可见肛门外括约肌收缩。

意义

测试了 S_4 和 S_5 节段性神经支配的感觉和运动成分的反射弧完整性。如果未见收缩，提示此反射弧存在病变。最常见于马尾病变。

3. 脑膜刺激征检查

颈强直

怎样做

注意：如果存在颈部不稳，切勿行此检查——例如，外伤后或类风湿关节炎患者。

患者应该平躺。

将你的手放在患者的头后。

- 轻轻转动头部，活动头部如同患者在表示“不”。感受僵硬度。
- 轻轻将头抬离床面。感受颈部的肌张力。
- 观察下肢屈髋和屈膝。

检查所见与意义

- 颈部在两个平面都很容易运动，屈颈时下颏很容易碰到前胸：正常。
- 运动时颈部僵硬：颈强直。
  - 提示脑膜刺激征。常见原因：病毒性和细菌性脑膜炎、蛛网膜下腔出血。少见原因：癌性、肉芽肿性、真菌性脑膜炎。
- 也可能出现于重度颈椎病、帕金森综合征，伴小脑扁桃体疝。

注意：继续测试 Kernig 征。

- 颈部屈曲时有屈髋和屈膝：Brudzinski 征（图 25.1）。这提示脑膜刺激征。

> ✔ **提示** 颈部淋巴结病和重度咽炎可诱发颈强直，但僵硬通常只在屈颈时出现，并且很容易发现这些疾病的相关身体体征。

检查 Kernig 征

怎样做

患者平躺在床上。

- 屈髋，屈膝。
- 然后试着伸膝。
- 另一侧重复（图 25.2）。

检查所见与意义

- 膝伸直无困难：正常。
- 膝伸直时有阻力：Kernig 征——双侧提示脑膜刺激

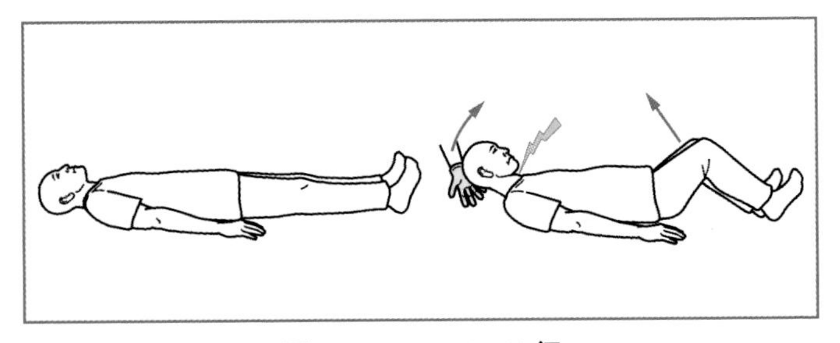

图 25.1 **Brudzinski 征**

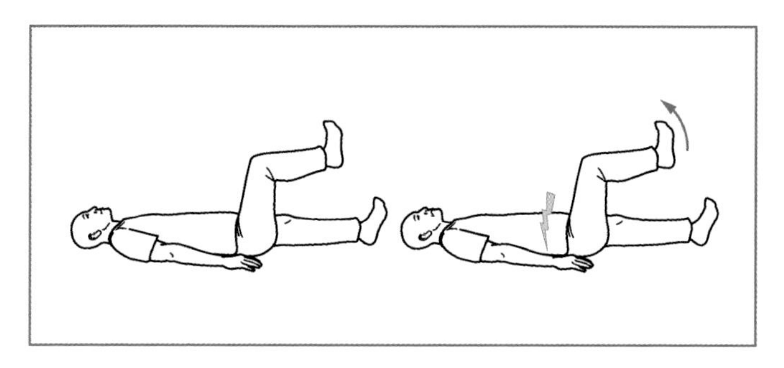

图 25.2　**Kernig 征**

征；如果单侧，可能见于神经根病（参看直腿抬高测试）。

注意：其他原因引起的颈强直中无 Kernig 征。

摇头试验

一项新的检查脑膜刺激征的敏感试验（但不是很特异）。

怎样做

让患者以 1 秒 2 ～ 3 次的频率水平转头。

检查所见

- 无反应：正常。
- 基础头痛加重：试验阳性。

意义

- 试验阳性提示可能的脑膜刺激征。
- 试验阴性提示非常不可能有脑膜刺激征。

4. 呼吸肌与躯干肌检查

呼吸肌

肋间肌和膈肌可能受累，尤其在神经肌肉疾病中。评估呼吸肌无力的临床检查可能有所帮助但意义有限。如果存在呼吸肌无力，或严重怀疑，那么生理学检测是重要的，尤其是肺活量（可能需要卧位和立位均检测）和吸气相口腔压力，并需要规律监测。

如果患者有以下情况，通常需要开展检查：

- 患者有（或被认为有）已知累及呼吸肌的神经肌肉疾病——例如吉兰-巴雷综合征、重症肌无力、运动神经元病、肌营养不良。
- 患者可能有由于呼吸肌无力所致的气短或呼吸衰竭。

床旁测试

患者坐位时是否气短？或仅在平卧时出现气短——此时膈肌由于腹腔内容物的压力而运动受限？

他们可以正常交谈，或只能说单个句子或甚至仅几个词？

让他们数数——单次呼吸可以数到多少？

呼吸频率是多少？

他们是否运用了呼吸的辅助肌？

胸廓扩张是否正常？

观察腹部——正常情况下吸气时膈肌收缩会迫使腹部向外。如果膈肌力弱，这会是反向的，吸气时腹部向内——反常呼吸。膈神经麻痹时反常呼吸可以是单侧的。

中轴与躯干肌

这些极少会被正式测试，但在其他部分的检查中会被间接测试——例如当患者无帮助坐起或行走时。

少见情况下，患者可表现为中轴肌无力，例如垂头，这是因为颈竖脊肌无力而导致头部向前垂下，或躯干前屈，这是因为胸腰竖脊肌无力而导致患者弯腰。

竖脊肌可进行测试：让患者俯卧并向上抬头（颈竖脊肌），然后向上抬肩（胸竖脊肌）。之后让他再次俯卧，然后双足抬离检查台（腰竖脊肌）。

5. 其他测试与体征

Tinel 试验

在认为神经压迫的部位叩击神经（通常用叩诊锤）。当该神经的分布区产生感觉异常时为阳性。常用来测试腕部正中神经的压迫。

Lhermitte 现象

向前屈颈产生电击样感觉，通常沿背部向下。患者可能诉有这样的自发症状或者你可以通过屈颈来测试。偶尔患者伸颈时也有同样的感觉（反 Lhermitte 现象）。

这提示颈部疾病——通常是脱髓鞘病。偶见于脊髓型颈椎病，或少见于维生素 B_{12} 缺乏或颈部肿瘤。

直腿抬高（图 25.3）

测试腰骶神经根性嵌压。

患者平躺于床上，握住足跟抬下肢。注意到达的角度和两侧间的任何差别。

- 正常：> 90°；老年人减少。
- 受限伴背痛提示神经根嵌压。

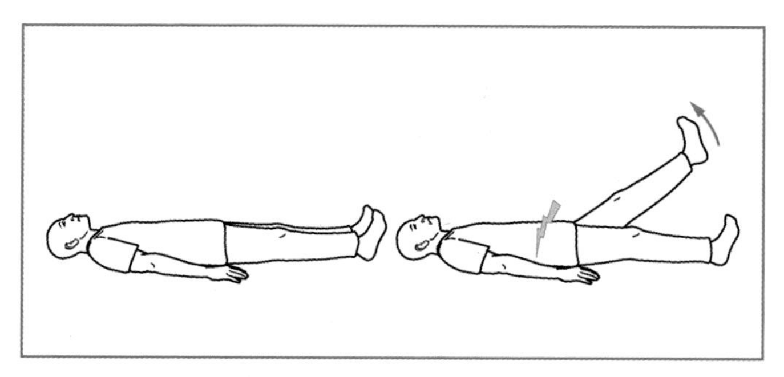

图 25.3　直腿抬高

Hoover 征

Hoover 征通过显示自主伸髋和自动伸髋间的不一致提示功能性无力。平卧床上的患者屈髋以让左腿抬离床面时将会不可避免地自动伸右髋。

Hoover 征用 2 步引出：让患者伸力弱下肢的髋部（如图 18.2 所示）。保持你的手在相同位置，让患者抬对侧下肢离开检查床。Hoover 征见于当直接要求患者伸髋时，患者几乎或完全没有伸髋力量，但在屈对侧髋时则此侧伸髋力量良好（图 25.4）。

Hoover 征在评估单侧下肢无力而不是双侧无力时很有帮助。如果有显著疼痛时需要谨慎解读，否则会造成功能性无力的阳性提示。展示患者这个体征对于解释你如何确定他

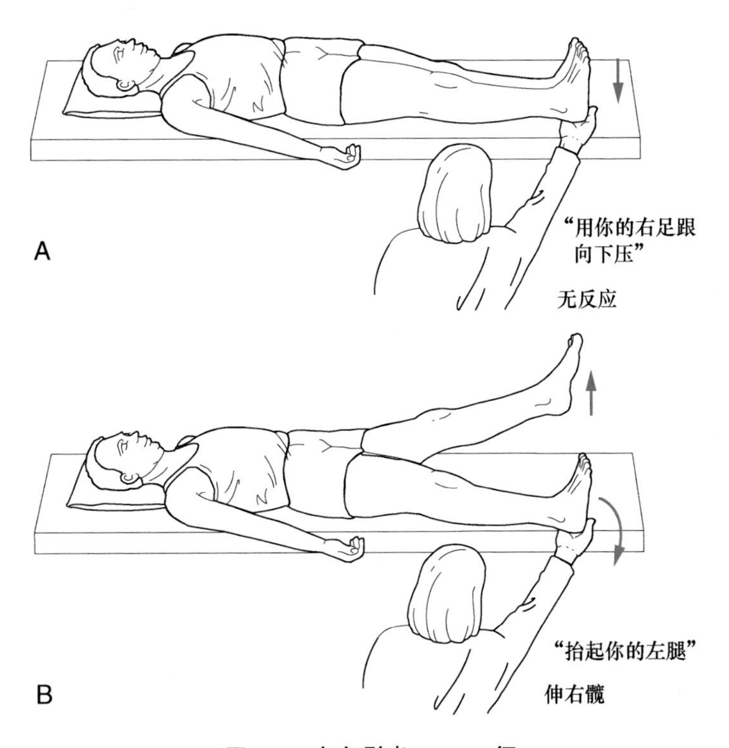

图 25.4　如何引出 Hoover 征

们的无力是功能性的常很有帮助。

甩头试验

当我们运动时前庭–眼反射（vestibulo-ocular reflex，VOR）保持我们的眼睛稳定。如果缺乏这一反射，我们的视觉会像自行拍摄的视频那样上下跳动（称为视振荡）。这个反射的主要输入来自内耳的前庭系统与颈肌的本体感觉。信息在脑干中整合，并引起眼球运动来平衡任何的运动效应。

甩头试验用于检查外侧半规管介导的快速 VOR，并了解眼球在快速运动时保持稳定的能力，在眩晕患者中很有帮助。

怎样做（图 25.5）

坐在患者对面。

解释你将会活动他的头部来观察他的平衡系统，他将需要放松他的颈部并让你活动他的头部。

将你的手放在患者头部的两侧。

让他看向你肩后远处的一个物体，并保持看向那个物体。

轻柔地转头至右侧 15°。

（如果患者颈部有阻力或僵硬，轻柔地转向另一侧，向他强调需要放松，并重复。）

然后尽可能快地将头转向左侧，这样最终为左侧 15°。

仔细观察眼球。

重复，从左侧 15° 开始，向右侧转头。

检查所见和意义

- 眼球看向远处物体保持稳定（图 25.5 A）：正常 VOR。
- 眼球和头部一起转，然后需要快速回到正确位置从而看向远处（矫正性扫视；图 25.5 B）：提示头转向侧的周围前庭病变。

这个测试对周围前庭病变高度特异。

单侧周围前庭病变的常见原因：前庭神经炎。

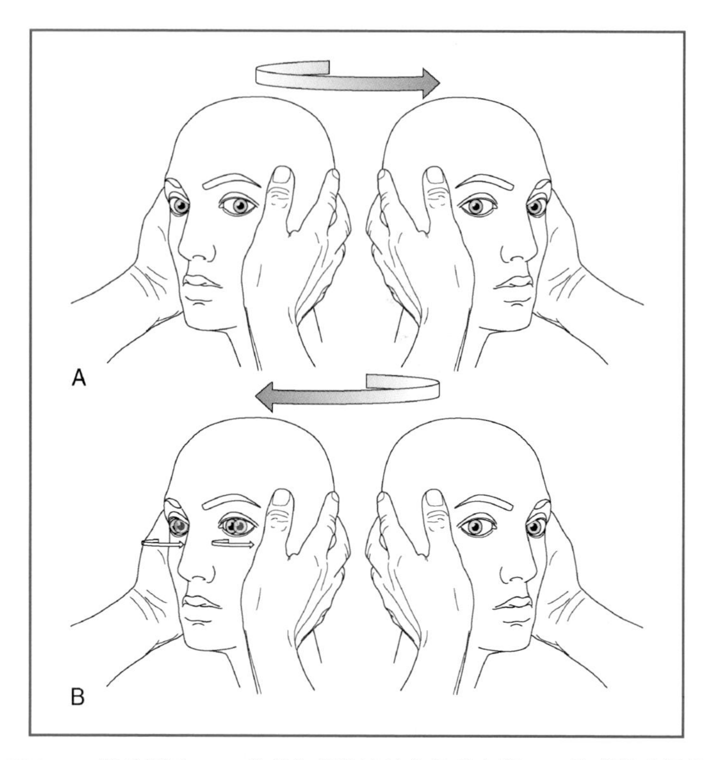

图 25.5 **甩头试验**。**A.** 患者头部快速转向他的左侧——注意眼球保持固视＝正常。**B.** 患者头部快速转向他的右侧——注意眼球需做一次扫视来重新获得固视＝右侧周围前庭系统异常

第 26 章

自主神经系统

背景

自主神经系统由交感和副交感神经系统组成。

交感神经系统：警觉系统

刺激产生：心动过速、支气管扩张、肾上腺素和去甲肾上腺素释放（维持血压）、肠道蠕动减弱、排尿抑制（刺激尿道内括约肌，松弛逼尿肌）、排汗增加和瞳孔扩大。（记住就是你参加考试时的反应。）

副交感神经系统：假日系统

刺激产生：心动过缓、支气管收缩、唾液和泪液分泌增加、肠道蠕动增加、勃起、启动排尿（松弛尿道内括约肌，收缩逼尿肌）和瞳孔收缩。

发出部位

- 交感神经系统：$T_1 \sim L_2$。
- 副交感神经系统：第Ⅲ、Ⅶ、Ⅸ和Ⅹ对脑神经，以及 $S_2 \sim S_4$。

自主神经系统的床旁测试很有限。

膀胱和肠道功能障碍的模式将分别概述（见下文）。

怎样做

检查瞳孔（见第 7 章）。

测量静息的脉搏。

- 让患者每分钟呼吸 10 次，检查脉搏。
- 估计最快和最慢心率的差异（理想情况下用心电图仪进行监测）。

检查站立的脉搏反应（约 15 次搏动）（表 26.1）。

让患者深呼吸后呼气抵住关闭的声门：瓦尔萨尔瓦（Valsalva）动作（你可能需要示范一下），然后让他正常呼吸。注意 Valsalva 动作和放松后对脉搏的影响。

测量卧位和立位的血压（表 26.1）。

观察皮肤的颜色，注意任何出汗情况。

感受皮肤温度。

表 26.1　脉搏和血压测试

测试	正常值	反射
静息脉搏	60 ～ 100 次 / 分	心动过速：副交感神经异常
呼吸 10 次/分的 HR 反应	最大值－最小值 ＞ 15 次 / 分	变异消失：副交感神经异常
站起的 HR 反应（最初 15 次）	增加＞ 11 次 / 分	反应消失：副交感神经异常
站起的 BP 反应	下降＜ 30/15	下降增加：交感神经异常
Valsalva 手法的 HR 反应	期间 HR 升高 之后 HR 下降	期间 HR 稳定：交感神经异常 之后 HR 稳定：副交感神经异常

BP，血压；HR，心率

检查所见

瞳孔

- 霍纳（Horner）综合征（上睑下垂、瞳孔缩小、眼球内陷、无汗）：交感神经缺陷。
- 对光反射和调节反射迟钝：自主神经病。

皮肤

- 皮肤红热伴排汗障碍：交感神经病变。

意义

- Horner 综合征：见第 7 章
- 自主神经病。常见原因：糖尿病。少见原因：吉兰–巴雷综合征、淀粉样变性、多系统萎缩（见第 24 章）、直立性低血压、先天性自主神经衰竭（Riley-Day 综合征）。
- 局部交感神经病变：外科交感神经切除。

常见错误

- 药物可能干扰自主神经功能测试：如 β 受体阻滞剂和具有抗胆碱能作用的药物会阻断部分自主神经系统。
- 内科疾病（如肺炎或贫血）会影响心血管反应，干扰自主神经测试。

膀胱和肠道功能

异常模式

额叶性膀胱

- 尿急、尿频和不受控制排空大量尿而无残余尿。有排尿周期控制。正常肛门张力。额叶释放征（见第 25 章）。
- 见于痴呆、正常压力性脑积水、额叶肿瘤。

脊髓性膀胱

- 初期尿潴留 ± 充溢性尿失禁。后期膀胱挛缩，自动而急迫地排空少量尿液。便秘。正常肛门张力。可能出现反射性阴茎勃起，称为阴茎异常勃起（Priapism）（以古希腊神 Priapus 命名）。
- 见于脊髓病变。常见原因：外伤、多发性硬化。少见原因：脊髓肿瘤。

周围神经源性膀胱

- 无痛性扩张的松弛膀胱伴充溢性尿失禁和大量残余尿。便失禁。肛门张力降低。可能有鞍区麻木。

阳痿

- 见于马尾病变。常见原因：中央型腰椎间盘突出。少见原因：脊柱裂、室管膜瘤、脊索瘤、转移瘤。也见于周围神经病变。常见原因：糖尿病。少见原因：骨盆手术、恶性肿瘤。

第27章

意识丧失或意识混乱患者

背景

意识水平：意识丧失和意识混乱患者的评估

意识的一个简单而有用的模型见于图27.1。脑干网状激活系统是一个“电池”，而每一个半球是一个“灯泡”。如果“电池”没电或如果两个“灯泡”熄灭则意识丧失。

发生意识丧失可能是以下原因的结果（图27.2）：

- **弥漫性脑病**：影响全脑的全面性脑功能紊乱引起的两个“灯泡”熄灭且“电池”没电。
- **幕上病变**：双侧巨大的病变（双侧“灯泡”熄灭）或那些伴脑干紊乱的病变（“电池”没电）——“脑疝”（见下文）。
- **幕下病变**：对脑干造成直接损害（“电池”没电）。

意识改变患者的评估可分为：

- 复苏（包括一些检查使你明确如何复苏）。
- 检查。

意识丧失患者的检查必须：

- 用一种可以重复的方式来描述患者的意识水平，以便可与其他观察者的结果相比较。
- 鉴别上文列出的3个综合征。
- 尝试确定病因——经常需要进一步检查。

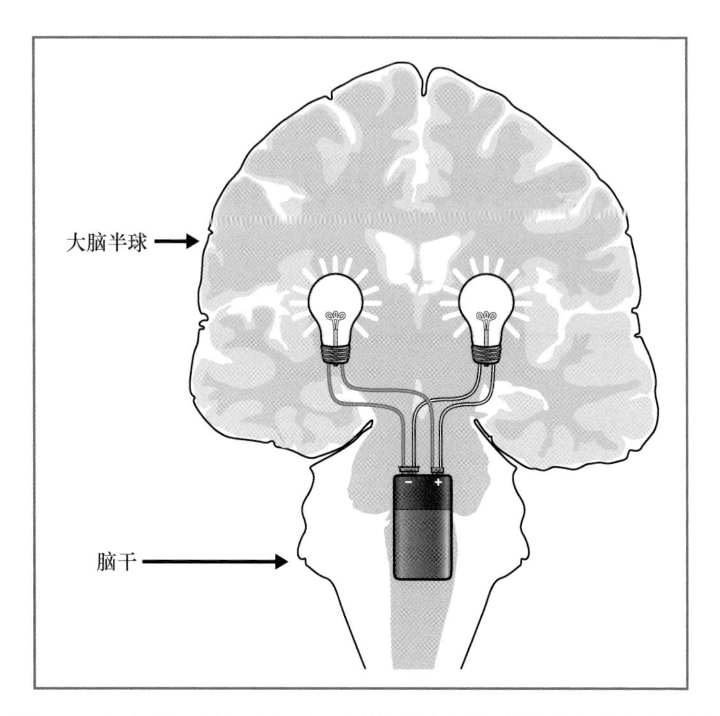

图 27.1　意识的简化模型。如果“电池”没电或两个“灯泡”均熄灭，则意识丧失

用于描述意识障碍水平的术语——嗜睡、意识混乱、昏睡、昏迷——是日常语言的一部分，并被不同的观察者以不同的含义运用。因此，最好用下文描述的术语分别描述不同的意识水平。一些与意识混乱和谵妄相关的问题在本章结尾处讨论。

意识水平和相关体征的改变非常重要，需要监测。应始终记录检查所见。

格拉斯哥（Glasgow）昏迷量表是一个监测意识水平的快速、简单且可靠的方法。它包括三个测量：睁眼、最佳运动反应和最佳语言反应。

意识改变患者的病史可从朋友、亲属、旁观者、护士、救护车人员那里获得。衣物（失禁？）、首饰（警示腕带或项链）、钱包和随身物品都可能是有帮助的无声目击者（图 27.3）。

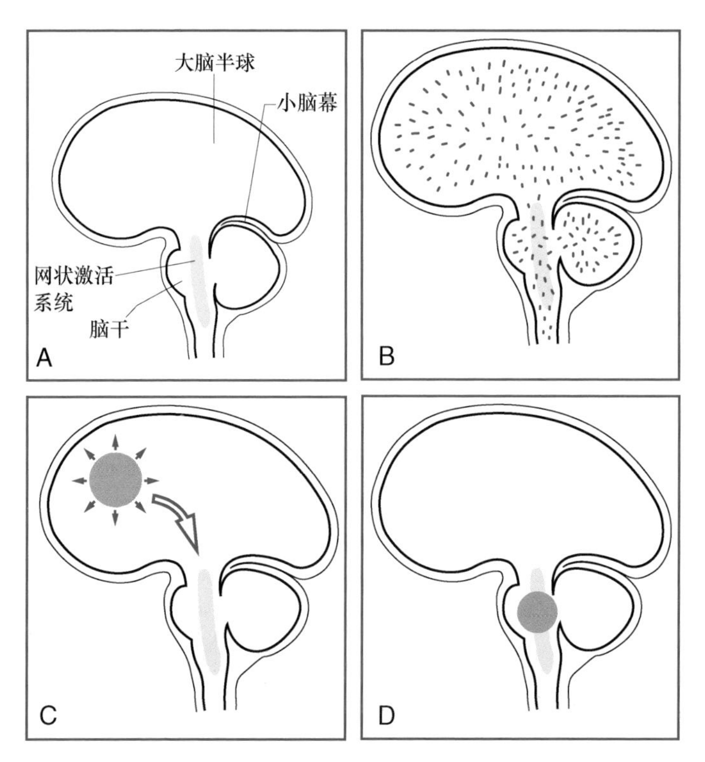

图 27.2　**产生意识丧失的病变部位**。**A.** 关键部位；**B.** 弥漫性脑病；**C.** 幕上病变；**D.** 幕下病变

脑疝

脑疝是当脑的一部分被迫通过一个硬孔时出现的情况，表现为以下二者之一：

1. 钩回和颞叶通过小脑幕（分隔大脑和小脑）：钩回疝；或
2. 大脑中央被挤压通过小脑幕：中央疝。

在两种类型的脑疝中均有典型的体征进展。

> ✔ **提示**　脑疝的体征是叠加在导致脑疝的幕上占位性病变的体征之上，并且是进展性的。

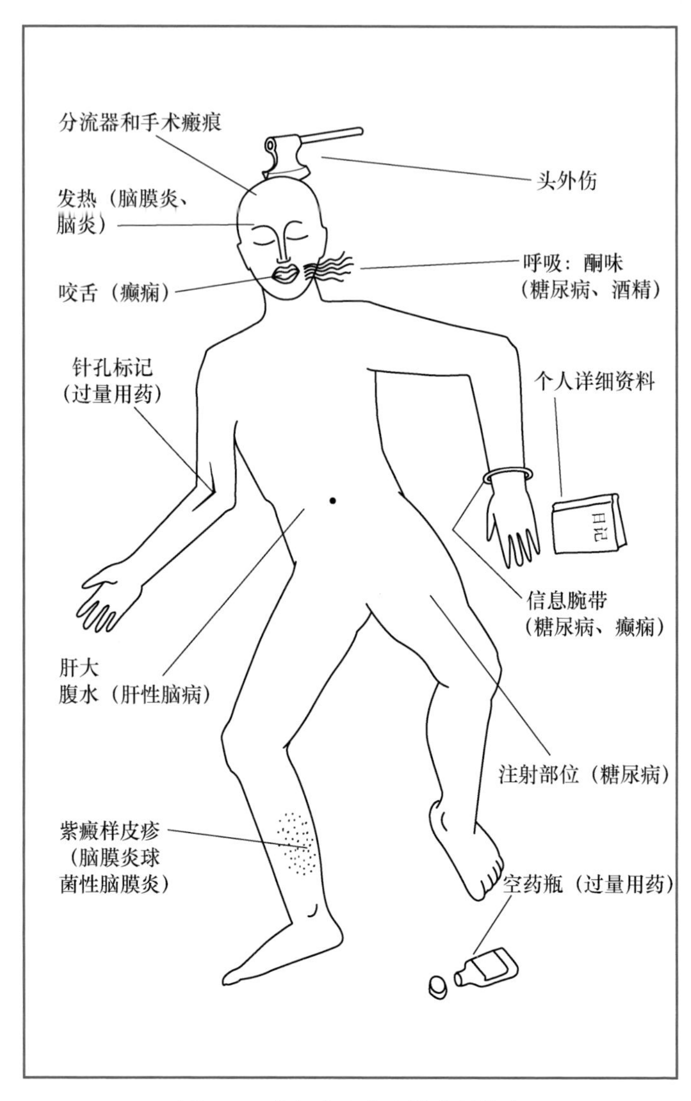

图 27.3　意识丧失患者的诊断线索

1. 钩回疝

发生情况

单侧的占位迫使同侧颞叶穿过小脑幕，压迫同侧第Ⅲ对脑神经，随后压迫对侧脑干上部，最终整个脑干。一旦脑脊液（cerebrospinal fluid，CSF）循环中断，这一过程会因颅内压升高而加速发展。

体征

早期：

- 同侧瞳孔扩大和幕上占位性病变的体征。

后期：

- 同侧偏瘫。
- 进行性上睑下垂和第Ⅲ对脑神经麻痹。
- 陈−施（Cheyne-Stokes）呼吸。

更后期：

- 四肢瘫。
- 双侧瞳孔散大固定。
- 呼吸不规则。
- 死亡。

进展通常迅速。

2. 中央疝

发生情况

幕上病变迫使间脑（位于脑干上部和大脑之间的丘脑及相关结构）在中央通过小脑幕。首先压迫中脑上部，而后是脑桥和延髓。

体征

早期：

- 呼吸不规则。
- 瞳孔缩小，反射存在。
- 肢体肌张力增高。
- 双侧伸跖反应。

后期：

- 陈–施呼吸。
- 去皮质强直。

更后期：

- 瞳孔散大固定。
- 去脑强直姿势。

进展通常较慢。

怎样做

复苏

采用神经系统 ABC 法则：

N：颈部	始终记住可能有颈部损伤。如果可能有的话，不要活动颈部。
A：气道	确保气道通畅，最好保护患者使其处于复苏体位（recovery position）。
B：呼吸	确保患者呼吸充分以提供合适的氧合（如有必要做血气分析）。如果需要，吸氧并辅助通气。
C：循环	检查是否有充足的循环，测量脉搏和血压。
D：糖尿病	检查血糖——快速血糖仪；如果没有，若意识改变可能由低血糖所致，给予 50 ml 50% 葡萄糖溶液。
D：药物	考虑到阿片类药物过量的可能；如果有提示，给予纳洛酮。
E：癫痫	观察癫痫发作或皮肤损伤、咬舌；控制癫痫发作。
F：发热	检查发热、颈强直、脑膜炎球菌性脑膜炎的紫癜样皮疹。

G：Glasgow 昏迷量表　评估得分，总分为 15 分（表 27.1）。记录各亚项（眼、语言、运动）得分及总分。

H：疝　是否有脑疝的证据？见上文，快速神经外科评估。

I：调查

注意：脉搏、血压、呼吸频率和方式、体温。监测 Glasgow 昏迷量表。

表 27.1　Glasgow 昏迷量表

（提示——能得到的最低分是 3/15）

	评分
睁眼	
自发	4
言语刺激	3
疼痛刺激	2
无	1
最佳语言反应	
定向力正常且可以交谈	5
定向力障碍但可以交谈	4
用词不恰当	3
词语不能理解	2
无反应	1
最佳运动反应	
遵从指令	6
可定位疼痛	5
疼痛刺激的屈曲-躲避反应	4
异常屈曲（去皮质强直）（图 27.4 A）	3
异常伸直（去脑强直）（图 27.4 B）	2
无反应	1
总分	**15**

检查

目的是：

- 发现或排除局灶的神经系统异常。
- 查找脑膜疾病的证据。
- 确定意识水平和神经系统功能。

姿势和运动

怎样做

观察患者：常最好从床尾观察。

- 患者是安静卧床还是在运动？

如果有运动：

- 所有四肢是否运动相同？
- 患者对称平卧？
- 是否有异常运动？

检查所见

- 上肢屈肘屈腕，下肢伸膝伸踝：去皮质姿势（图27.4A）。
- 上肢伸肘，屈腕旋前，而下肢伸膝伸踝：去脑姿势（图27.4 B）。
- 头歪到一侧，伴上肢屈曲：提示偏瘫。
- 上肢或下肢存在短暂痉挛，持续小于1 s：肌阵挛。

最佳语言反应

怎样做

尝试唤醒患者。

- 患者能唤醒吗？

询问一个简单的问题：“你叫什么名字？”

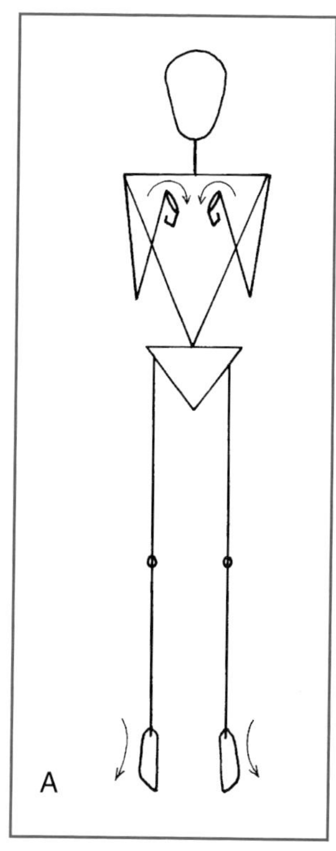

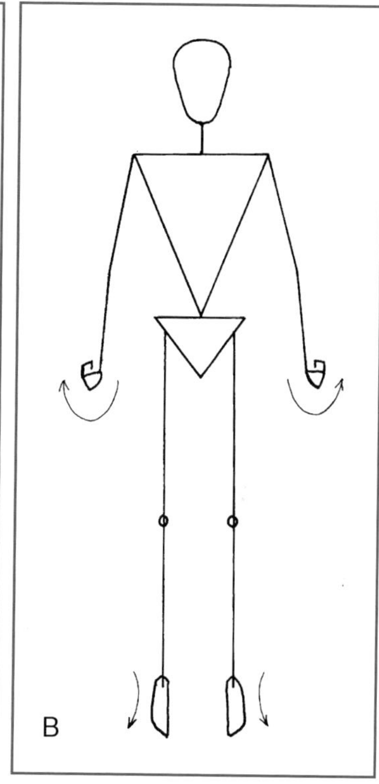

图 27.4　**异常姿势：A.** 去皮质；**B.** 去脑

如果你得到回复：

观察他的定向力是否正常：

- **时间**定向力：今天是星期几？几号？几月份？哪年？哪个季节？几点钟？
- **地点**定向力：我们所在的地方叫什么名字？病房或医院的名字叫什么？这个城镇或城市的名字叫什么？
- **人物**定向力：你叫什么名字？那个人是做什么工作的（指一个护士）？我是做什么工作的？

记录所犯的错误。

如果你没有得到回复：

- 尝试其他问题:“你怎么了?”“你住在哪里?”注意患者的反应。

检查所见

记录最佳反应水平:

- 定向力正常。
- 交谈混乱——使用长或短句。
- 用词不合适。
- 无法理解语音。
- 无反应。

常见错误

失语，无论是接受性还是表达性，均可能被忽略——导致对意识水平的错误评估，遗漏了一个局灶的优势半球体征（见第2章）。

头与颈

怎样做与检查所见

- 检查头部外伤的证据。
- 叩击颅骨（和胸部叩诊相同）：骨折可能伴随“破壶音”。
- 观察耳和鼻有无脑脊液或血液证据。检查鼓膜有无中耳炎的证据。耳后瘀斑——Battle征——颅底骨折的体征。
- 测试颈强直（见第25章）。

如果有外伤的证据，除非颈部外伤被排除，否则不要测试颈强直。

眼睑

怎样做与检查所见

观察眼睑。

- 是否自发睁闭眼？
- 让患者睁或闭眼。
- 评估疼痛反应——是否闭目？
- 是否有眼睑运动？

眼睑运动是否对称？

- 是否上睑下垂？
- 是否有面肌无力？

瞳孔

怎样做

观察瞳孔。

- 以毫米记录大小。
- 检查直接和间接对光反射（见第 7 章）。

检查所见

见表 27.2。

表 27.2　检查瞳孔

等大？	大小？	反应？	疾病
瞳孔等大	针尖样	反射存在	阿片类药物或脑桥病变
	小	固定	代谢性脑病
	中等大小	反射存在	中脑病变
瞳孔不等大	扩大	无反射	第Ⅲ对脑神经麻痹，注意脑疝
	小	反射存在	代谢性病变
			Horner 综合征

眼底

检查眼底（见第 8 章）。
特别注意视神经头肿胀（少见）或玻璃体下出血。

常见错误

- 无视盘水肿并不能排除颅内压升高。

眼球运动

怎样做

观察眼球运动。

- 是否看向你？
- 是否追踪移动物体，如手电？
- 是否共同运动（共轭性）或独立运动（非共轭性）？
- 是否能运动？
- 位置如何？

测试玩偶眼手法（见后文）。

检查所见

- 反向偏斜：脑干病变。

如果患者能追踪物体：

- 测试眼球运动，见第 9 章。
- 第Ⅲ、Ⅳ或Ⅵ对脑神经麻痹和侧向凝视麻痹证据（见第 9 章，考虑钩回疝）。

冷热试验：见第 12 章。
角膜反射：见第 11 章。
咽反射：见第 13 章。

眼球运动的头眼反射测试（玩偶眼手法）

怎样做

（注意：除非排除了颈部外伤，否则不能进行。）

将头转向右侧。

观察眼球。

- 是否都转向左侧？
- 是否保持向前看？
- 是否一只眼球运动而另一只眼球不动？

测试另一侧；测试颈部伸屈。

检查所见

- 眼球向头部运动的相反方向运动——好像试图直视：正常。
- 眼球转向一侧，但不转向另一侧：侧向凝视麻痹——脑干病变。
- 一侧眼球外展受限：第Ⅵ对脑神经麻痹。
- 一侧眼球除外展之外的其他运动受限伴瞳孔扩大：第Ⅲ对脑神经麻痹。
- 眼球不能向任何方向运动：双侧脑干病变。

运动系统

怎样做

评估所有四肢的肌张力（见第 16 章）。

- 是否对称？

评估每个肢体的运动。

观察肢体的自发性运动

- 是否对称？

让患者移动肢体。

如果他配合：更加正式地测试肌力。

如果没有反应：

用你拇指的指节按压胸骨。

- 是否有针对疼痛点的有目的性运动？
- 是否因疼痛上肢屈曲？
- 是否因疼痛上、下肢伸直？
- 这些反应中是否有不对称性？

如果对这个刺激无反应：

按压眉弓内端，注意反应。

挤压每个肢体手指或足趾的甲床：肢体是否缩回？

腱反射

见第19章。

是否对称？

跖反射：伸或屈。

检查所见

- 发现最佳运动反应：
  - 遵从指令。
  - 局部。
  - 躲避。
  - 异常屈曲。
  - 伸展反应。
  - 无反应。
- 记录每个肢体的异常反应。
- 肌张力、反射或对疼痛的反应不对称：提示偏瘫。

检查所见与意义

昏迷患者可被分为以下几类：

1. 无局灶体征的患者
   a. 不伴脑膜刺激征；
   b. 伴脑膜刺激征。
2. 有局灶体征的患者，提示中央疝或钩回疝（幕上病变）。
3. 伴脑干体征的患者，不提示脑疝（幕下病变）。

对于大多数患者而言，准确的诊断取决于恰当的进一步检查。这些检查见下文“昏迷的常见原因”章节。

> ✔ **提示**　闭锁综合征：非常少见，中脑病变（通常是卒中）患者可能呈“闭锁”状态。他们清醒并且清楚，但自主控制的唯一运动是眼球向上转动——限制沟通。但是如果你要求他们上视时，他们可以完成（但仅当你这么做了时，才考虑这个诊断）。

昏迷的常见原因

常见原因用星号 * 标记（非常常见的原因用 2 个星号 **）。

1. 弥漫性与多灶性过程

a. 不伴脑膜刺激征

代谢性

- * 低血糖（血糖）。
- * 高血糖（血糖）。
- * 低氧（血气）。
- * 酸中毒（血气）。
- 维生素 B_1（硫胺素）缺乏，“Wernicke 脑病”。
- 肝衰竭。

- 肾衰竭。
- 高碳酸血症（过多 CO_2）。
- 肾上腺功能减退。

毒物诱发

- ** 药物：苯二氮䓬类、巴比妥类、阿片类、三环类药物（毒理学筛查）。
- * 酒精（毒理学）。

感染性

- * 脑炎：单纯疱疹病毒和其他病毒（CSF 检查、脑电图）。

血管性

- 高血压性脑病。

外伤性

- * 脑震荡（CT 或 MRI 脑扫描）。
- 脂肪栓塞。

癫痫

- * 发作后。

体温调节

- 低体温（直肠温度）。

b. 伴脑膜刺激征

血管性

- * 蛛网膜下腔出血（脑 CT 扫描、CSF 检查）。注意：可能有局灶体征——脑干或半球。

感染性

- 脑膜炎：细菌性或病毒性（血培养、脑 CT 或 MRI 扫描、CSF 检查和培养）。

2. 幕上病变（脑 CT 或 MRI 扫描）

- 出血
  - 硬膜外。
  - * 硬膜下。
  - * 脑内。
- 梗死
  - 栓塞。
  - 血栓形成。
- 肿瘤
  - 原发性。
  - 继发性。
- 脓肿。
- 脑积水
  - 包括分流梗阻。

3. 幕下病灶（脑 CT 或 MRI 扫描）

- 出血
  - 小脑。
  - 脑桥。
- 梗死
  - 脑干。
- 肿瘤
  - 小脑。
- 脓肿
  - 小脑。

意识混乱患者——谵妄

有关意识混乱或谵妄患者的一些附加内容。

背景

谵妄（或急性意识混乱状态）的主要特征是：

- 近期起病；
- 注意力损害；
- 思维混乱。

患者可能淡漠或易激惹，有妄想或幻觉（常常是视觉性的）。

谵妄出现于弥漫性脑病（见图 27.2 B）——此过程可导致意识丧失——昏迷——如果更严重的话。在“电池和灯泡”的类比中，谵妄出现于两个“灯泡”均暗淡时。这可因广泛的原因而引起（见后文）。

谵妄更常见于伴随此前存在认知缺陷的患者——在这些患者中可能程度很轻的刺激就可以导致谵妄。

意识混乱患者常更难以评估，步骤概述于此。

病史将受限。可从目击者、家庭成员或同事那里获得相关信息——尤其关于平时的功能水平和任何提示此前存在认知缺陷的信息。

✔ **提示** 考虑“一次打击或两次？”

有先前脑部疾病（打击1）的患者需要更少的刺激（打击2）而变得意识混乱。事实上，在以往存在显著脑部疾病的患者（如轻度痴呆），在出现并非主要累及脑部的系统性疾病时就可能变得非常意识混乱——例如肺部或泌尿系统感染。

先前脑部健康的人需要更显著的脑部刺激（打击1）来引起意识混乱。

怎样做

如果患者不配合，完整的全身和神经系统检查可能无法进行——在这种情况下，需要关注最重要的因素。

检测脉搏、血压、呼吸频率和血糖。

全身性检查中发现感染的体征。

检测颈强直。

观察行为（见第3章）。

检测注意力和关注度——使用数字广度和连续减 7。

使用记忆的简易测试。

如果可能，检测视野、眼球运动、眼底、面部对称性、所有四肢力量、反射和跖反射。感觉测试很可能受到限制。

检查所见

- 患者可能易激惹或淡漠伴注意力和短时记忆受损。
- 可能有感染体征（如有先前神经系统疾病时尤其重要）：
  - 非特异性——发热、心动过速。
  - 非神经系统感染——例如，肺部感染体征。
  - 神经系统感染——紫癜样皮疹、颈强直。
- 可能有其他全身性内科疾病的线索（见图 27.3）。
- 可能有颈强直——脑膜刺激征。

意义

所有昏迷的弥漫性和代谢性过程以及幕上原因均可引起谵妄。一些情况如酒精戒断会导致意识混乱而不是昏迷。

此外，在既往存在认知缺陷的患者中，中等严重程度的继发性病变，尤其是系统性感染——尿路感染或肺炎，就可能造成谵妄。相反，在一个此前正常的患者，系统性感染很难解释出现的意识混乱。因此，如果有感染性原因，更可能是神经系统感染（脑炎或脑膜脑炎）。

提醒你谵妄常见的可逆性原因的一种有用的记忆方法是 WHIP TIME：

W——Wernicke 脑病和酒精戒断；

H——低血糖、缺氧、高血压；

I——发作（癫痫）；

P——中毒；

T——外伤；

I——颅内出血

M——脑膜炎；

E——脑炎。

第 28 章

标准神经系统检查总结

如果病史不提示存在局灶性神经系统功能缺损，没有言语障碍和高级功能障碍，你可以使用标准神经系统检查。如果你发现了任何异常或者如果病史指向一个可能的缺损，那必须进一步检查。在一个检查正常（并预期有正常检查结果）的患者中，做完这个检查将会用不到 5 min 的时间。

标准神经系统检查

- 步态。
- 瞳孔：直接和间接对光反射。
- 测试视野，手动法。
- 检眼镜检查。
- 眼球运动：上视和侧视跟踪。
- 面部感觉：三叉神经所有三个分支的指尖轻触觉。
- 面部运动："用力闭目——示齿。"
- 口腔："张口"（观察舌）和说"啊"（观察腭）。"请伸出舌。"
- 上肢与下肢
  - 发现肌萎缩。
  - 检查腕、肘和髋的肌张力。
  - 观察闭目时外伸的上肢（旋前试验）。
  - 测试肌力。上肢：肩外展、屈肘和伸肘、伸指和指外展、拇短展肌。下肢：屈髋和伸髋、屈膝和伸膝、足背屈和跖屈。

- 反射：
  - 测试反射：肱二头肌、肱三头肌、旋后肌、膝、踝和跖反射。
- 感觉
  - 测试足趾和手指的振动觉。
  - 测试手、足远端的温度觉（用冷的音叉）和针刺觉。
- 共济运动：测试指-鼻和跟-胫试验。

第 29 章

通过临床考试

背景

临床考试有不同的形式和长度。多数医学生关注于医师资格考试或“期末”考试。培训阶段的医生还要准备测试进阶技能的考试，例如英国皇家医师学会会员（MRCP）考试，或那些提供专业职称的考试，例如美国资格认证考试。

所有这些考试都有相同的目的：检验受试者在相应领域的能力，这在临床实践中很重要。设计评估的形式时，考官需要注意：

- 情境是人为设计的。
- 测试应该有一致性和公平性。
- 许多受试者会“从考试中获益”。

因此，考官不断地改进评估，使得其更合理、更可靠和更贴近临床实践。目前的趋势是远离“现场诊断”，而转变为在一定范围内重点观察临床检查。目的是复制临床上发生的情况，并鼓励受试者学习他们将在实践中所需的技能。

评估有不同的形式，但多数均包括要求受试者完成下列阶段：

- **阶段 1**：对患者进行神经系统检查，由考官观察[①]。

① MRCP 中 PACES 的神经系统部分，这些在考官的标记页上是三个部分。

考官将会关注是否使用可靠的检查技术进行系统、恰当而全面的神经系统检查。他们也会观察沟通技能，包括与患者相处融洽，专业的手法以及以合适的关怀和同理心对待患者。换句话说，“你怎样做”。

- **阶段 2**：描述发现，得到某种程度的结论[①]。考官将会关注对异常体征的正确识别，对这些异常恰当的解释，以及对发现合理的综合分析，并提出诊断和鉴别诊断。换句话说，“你的检查所见是什么”和“意义是什么”。解读体征取决于正确获得体征，而这取决于合理完成检查——所以阶段 2 取决于阶段 1。
- **阶段 3**：讨论对患者的问题做进一步的检查或治疗[①]。考官将会讨论进一步检查与治疗的方面。这将检测受试者的与特定临床问题相关的知识。这不是考试中临床部分的重点，因而这些知识经常用其他考试形式进行测试。讨论这些内容进一步取决于获得了恰当的诊断或鉴别诊断——所以阶段 3 取决于阶段 2，后者取决于阶段 1（图 29.1）。

多数受试者在阶段 1 和阶段 2 中遇到问题，可能没能进入阶段 3。考官可能会通过提示或引导的方式（准许他们这样）尝试帮助受试者。

通过考试最好的方法是具有能力，这就是为什么这一章在全书的最后。因此，如果你直接跳到了这一章，最好返回到本书的开头（除非情况紧急[②]）。

怎样做

依次考虑考试的每个阶段。

---

① MRCP 中 PACES 的神经系统部分，这些在考官的标记页上是三个部分。

② 见本章最后一部分：在紧急情况下学习神经系统检查。

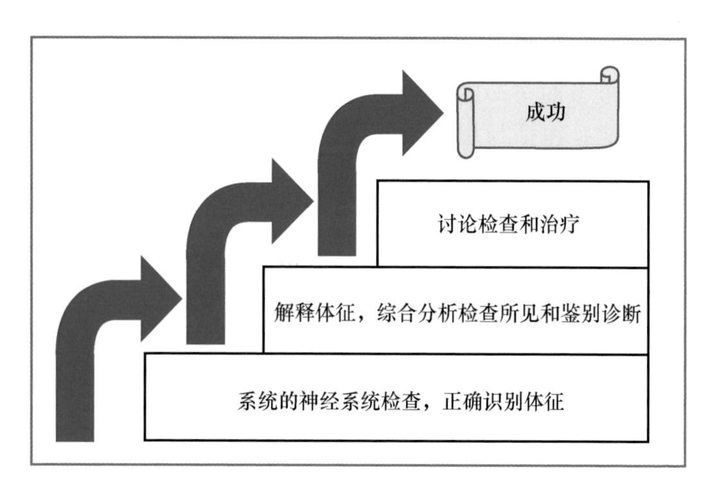

图 29.1　通向成功的三步

阶段 1：对患者进行神经系统检查，由考官观察

受试者并不要求做出正确的诊断，但需要显示你的检查具有：

- 系统性；
- 熟练性；
- 可靠性；
- 恰当性；
- 全面性；
- 专业性。

困难在于：

- 你不能进行一套系统的、熟练的、可靠的、恰当的和全面的检查。
- 时间有限。
- 你很焦虑（尤其如果第一点是真的情况下）。

解决办法是解决第一点；当能胜任检查时，你就能更有效地利用时间，并变得自信。

系统性、熟练性和可靠性

本书的设置是为了让你发展一套运用可靠的方法进行系统性临床检查的步骤。

为了发展一套你可以依赖的系统，你需要练习。专业的高尔夫球手在驾驭范围内练习击球数千次，所以当在比赛的压力下他们知道怎么做。神经系统检查也一样。你需要做的已在整本书中进行了介绍；你做得越多，则速度越快，对下一步应该做什么考虑得越少，对于你的发现是正常还是异常也越自信。通常来说，你看上去也更娴熟。

在别人观察你的情况下进行练习更有帮助——尤其选择那些更有经验的人，但同事也可以提供帮助。考虑“演示”体征，从而你的观看者也会看到你发现的任何异常。你可以通过观察任何人来学习，你可以通过观察别人在操作中存在的困难进行学习，如同观察专家一样学习。如果你习惯于被观察，那么在考试中你也会少一些焦虑。

恰当性和全面性

在一些临床考试中你被要求只做一部分检查，并且通常只提供有限的病史。例如，“请检查这个男性，进行性行走困难 1 年。”这看上去不像人为设计的。在临床实践中多数患者可能只有一个问题将会是神经系统检查的关注点，而其余的神经系统检查实际上是筛查性检查。因此，你应该能明白在考试的背景下什么是“恰当的”（表 29.1）。在这个“需要什么来解决临床问题”的背景下，考虑“恰当性”是有帮助的。

恰当的系统性检查将不可避免地具有全面性，即它将涵盖所有必需的检查部分。不需要过分迷恋或挑剔地追求全面性，实际上，这会浪费宝贵的时间。

常见错误

- 不思考。记住你正在设法解决临床问题。
- 匆忙进入检查流程而没有观看整个患者情况。你可能没有观察到简单的事情（如高弓足或瘢痕）。如果你正在检查坐在轮椅中的患者眼睛，很可能眼睛问题与活动问题有一定关系——一个有用的线索。
- 担心检查的仪式。记住，神经系统检查是帮助你测试神经系统如何发挥功能以及在哪方面出现问题的工具，它并不是一个舞蹈。
- 忘记你已经发现的线索。在进行检查的过程中，在头脑中总结你的发现是很有用的；这有助于确保你是全面的，因为你应该认识到任何需要填补的空白。
- 受困于感觉测试。如果你从测试轻触觉开始，并从近端到远端进行测试，通常会受困于感觉测试。为了避免这种情况，先测试振动觉，再测试本体感觉，再测试温度觉和针刺觉。从远处开始测试，并移向近端（见第 21 和 22 章）。
- 寻找不存在的体征。如果有什么你不确定的，再检查一遍。一般来说，发现不存在的东西比错过存在的东西更糟糕。记住，被要求检查一个没有神经系统异常的患者是完全合理的。[病史可能提供了一些线索："请检查一下这个人，他有间歇性的行走问题。"（注意楷体字。）]
- 忘记你在现实世界中会做什么。例如，如果你发现由于时间原因感觉测试不够充分，那么就说出来。"感觉测试受到时间限制，我很想再做一次。"但是通常来说患者都是经过挑选的，以便可以在有限的时间内进行充分的评估。
- 用检眼镜检查左眼和引出左侧踝反射是特别困难的，需要练习才能做到完美——所以考官会以极大的兴趣观察你做这些操作！

表 29.1　考试中见到的一些常见临床问题

临床问题	关注的检查	常见综合征
行走困难	步态 运动系统；肌张力、肌力；反射 感觉 考虑：快速重复运动、眼球运动、语言	小脑综合征 少动-强直综合征 痉挛性截瘫（伴或不伴感觉体征） 周围神经病
手足麻木和灵活性丧失	步态 运动系统；肌张力、肌力；反射 感觉 共济	痉挛性四肢瘫伴感觉体征 周围神经病
上、下肢无力	步态 运动系统；肌张力、肌力；反射 感觉 共济	痉挛性四肢瘫伴或不伴感觉体征 混合性上、下运动神经元综合征 周围神经病
言语困难	语言 面部 口腔	构音障碍 发声困难 失语（不太可能）
复视	眼球运动	第Ⅵ、Ⅲ或Ⅳ对脑神经病变 重症肌无力 甲状腺眼病
视觉问题	视力 视野 眼底 可能的眼球运动	视神经萎缩 同向性偏盲 双颞侧偏盲

专业性

有礼貌、谦恭、体贴——对所有的患者（和同事！）。

框 29.1　综合你的发现，并回答诊断方面的问题

例 1（相对复杂的病例）

通过不同的步骤（见文中）在进行局部的下肢检查后，描述了一个“下肢无力的患者”，他看上去年龄在 40 ～ 50 岁。

（A）体征：患者不能行走。
- 右下肢肌张力增高，膝部强直，右踝阵挛。左下肢肌张力正常。
- 肌力测试显示右下肢锥体束性无力，屈髋 2 级，伸髋 2 级，伸膝 3 级，屈膝 2 级，足背屈 1 级与跖屈 3 级。左下肢肌力正常。
- 右下肢腱反射病理性亢进伴右侧伸跖反应，左侧反射正常伴屈跖反应。
- 感觉测试发现右下肢至髂前上棘振动觉丧失，足趾关节位置觉丧失，以及膝部本体感觉减低。左侧振动觉和关节位置觉正常。左下肢针刺觉和温度觉丧失至肋缘感觉平面。右下肢这些测试正常。
- 右侧因为力弱未测试共济，左侧看上去正常。

（B）体征总结：合并右侧 L_1 或以上的上运动神经元性病变，和右侧后柱感觉丧失伴左侧脊髓丘脑性感觉丧失，提示感觉平面位于 T_8。

（C）综合：T_8 或以上的部分性脊髓半切综合征（Brown-Séquard 综合征）。

（D）鉴别诊断为位于或高于 T_8 的脊髓病变（解剖诊断）。可能由脊髓外压迫或外伤或髓内病变所致（病理诊断）。脊髓外压迫最常见于椎间盘病、脊椎病或肿瘤 *（最常见骨继发性肿瘤，此外也可能是脊膜瘤或神经纤维瘤）。髓内病变最常见于脱髓鞘病（脊髓炎或与多发性硬化相关 *）；更少见的血管病变（如脊髓梗死）可能产生这个问题（虽然典型情况下是产生脊髓前综合征），或非常少见的髓内脊髓肿瘤。

* 见文中“注意：委婉用法”。

框 29.2 综合你的发现，并回答诊断方面的问题

例 2（相对直接的病例）

通过不同的步骤（见文中）在进行局部检查后描述了一个“行走困难的患者”。

（A）体征：他的步态异常。他轻度驼背，他的步态为窄基底的小步。他的右上肢轻度屈曲，并不摆动。
- 他的面部表情减少。他的右手有静止性震颤。
- 测试肌张力，他有右侧上、下肢的齿轮样强直。
- 肌力完全。右侧反射轻度增高。屈跖反应。感觉正常。
- 有中度右侧运动迟缓，在手和足快速重复运动中尤其明显。
- 共济运动是准确的，尽管右侧缓慢。

（B）体征总结：这个男性有帕金森性步态和右侧静止性震颤，伴齿轮样强直和运动迟缓。

（C）综合：这个男性有不对称性少动-强直综合征。

（D）鉴别诊断：不对称性少动-强直综合征最常见的原因是特发性帕金森病。其他需要考虑的鉴别诊断为药物诱发帕金森综合征（通常是对称的），或少见的锥体外系疾病，例如多系统萎缩、弥漫性路易体病、进行性核上性麻痹（或在年轻患者中的 Wilson 病）。

阶段 2：描述你的发现，得到某种程度的结论

考官会观察你检查患者，并对你的发现（演示）有一个合理的想法。他们会要求你描述你的发现或结论——记住回答他们提出的问题。你如何回答也取决于你所参加的考试水平。有三个途径：

1. 系统地描述体征（A），使用传统的顺序，总结体征（B），然后综合判断（C）和提出鉴别诊断（D）——如框 29.1 和框 29.2 所示。这是冗长的，但允许你描述体征和你的推理。这种方法通常限于最终的医学生考试。
2. 总结相关的异常体征（B）、综合判断（C）和提出鉴

别诊断（D）——如框 29.1 和框 29.2 所示。这样更加简洁明了，而且提供了一个在综合判断前讨论和确认体征的机会。如果这一过程不正确，考官可能会提示你正确解读这些发现的机会。

3. 提出综合判断（C），伴或不伴参考异常体征（±B），并讨论鉴别诊断（D）——如框 29.1 和框 29.2 所示。然而，如果体征或综合判断不正确，考官就很难用问题提示。

如果没有询问特别的问题，途径 2 可能是研究生考试中的正确策略。

当你看患者时，实践每种途径都是值得的，并大声地说出来——最好是对一个更年长的同事；同代人也可以提供建议。如果没有其他人在那里，不管怎样，练习把你的想法用语言表达出来。

常见错误

- 你没能回答问题。这通常涉及回答一个相似但不同的问题。这在政客的采访中很受欢迎，但在考官中却不受欢迎。
- 当被问及问题的原因时，你跳到少见和不太可能的病理诊断。要避免这种情况，可以从解剖或综合征诊断开始，然后提示病理学原因，从常见疾病开始，然后转向少见的问题。
- 你会恐慌。有时（好吧，常常是这样）人们在考试中会变得如此慌乱，以至于他们做得没有像他们应该做得那样好。你可以通过练习神经系统检查和处于紧张的环境中来避免这种情况。在临床会议中陈述病例，或者只是在会议或讲座中提出问题，都能提供在压力下清晰表达想法的有用练习。

当进行综合判断时，首先描述解剖或综合征诊断。然后提供潜在原因的鉴别诊断。你可以根据其病理过程而不是特定的疾病对潜在的病因进行分类。从常见原因开始；如果你提出了一个少见原因，你可能想告诉考官，你欣赏它的少见。考官对你的临床推理感兴趣，所以测试的一部分是看你是如何进行鉴别诊断。

注意：委婉用法。如果讨论发生在患者在场的时候，你将被期望使用委婉的诊断，你讨论的诊断可能会让患者感到担忧（尤其是他们的诊断不是他们最初认为的那样时）。例如，用脱髓鞘病代替多发性硬化，用前角细胞病代替肌萎缩侧索硬化（运动神经元病），用肿瘤代替癌症。

✔ **提示** 这里有一个学习神经病学的有用方法。如果你没有见过患有某种特定疾病的患者，那么就把教科书的描述转换成对有合适体征的假想患者的描述。这不仅能帮助你记住和识别这些情境，还能帮助你练习用语言表达出来。你可以在任何地方这样做，在浴室或公交车上（不过最好不要大声说出来！）。

一些你可能想到需要练习的常见或重要情境包括：

- 多发性硬化；
- 肌萎缩侧索硬化（运动神经元病）；
- 颈椎神经根型脊髓病；
- Charcot-Marie-Tooth 病；
- 优势半球大脑中动脉卒中；
- 延髓外侧综合征；
- Brown-Séquard 综合征（见框 29.1）；
- 强直性肌营养不良；
- 帕金森病（见框 29.2）。

阶段3：讨论对患者的问题做进一步的检查或治疗

临床考试的这一部分主要目的是测试你是否敏感和有良好的“临床感”，而不依赖于丰富的知识（尽管这将有所帮助）。在考试的其他部分会更广泛地测试知识。

记住，这个考试是试图复制真实的临床实践——因此做你在现实生活中会做的事情。你通常会采集完整的病史和做全面的检查，如果你只有有限的病史，并且只能够做部分神经系统检查，建议你这样做，但要指出你将关注的具体方面。例如，对于一个周围神经病患者，建议你关注一般内科病史、药物或毒物暴露史、酒精摄入史和详细的家族史。

如果你被问及其他的检查，说明你将如何利用这些检查来解决临床问题——为什么你要做每个测试？记住，这些测试是为了帮助你——它们将如何帮助你？

常见错误

- 不能提供治疗的框架，仅列出药品名称。
- 不考虑非医疗领域的管理，例如护理、物理治疗和职业治疗，或更广泛的社会问题。

当建议进行检查时，一般从简单的检查开始。然而，如果有一个特定的复杂测试可以解决问题，那就应该做这项检查（例如，基因测试是确诊强直性肌营养不良的最好方法）。

如果你有一个思维框架来帮助你的话，在非常有限的时间内讨论治疗措施是最容易的。几乎所有的治疗计划都可以分为：

- 潜在疾病过程的管理；
- 特异性症状治疗；
- 一般性管理，包括长程治疗策略。

框29.3和框29.4给了一些如何使用这个方法的例子。

框 29.3　回答框 29.1 中有关患者检查和治疗的问题

问题：你将如何检查和治疗这个患者？

我会首先回顾他的病史，特别是他目前病情的发病速度，并寻找以前神经系统疾病或其他重要内科疾病的证据，特别是任何恶性肿瘤的病史。我会询问关于膀胱和肠道的受累情况。

全面检查可能提供其他线索，无论是一般的内科问题或其他神经系统病变的证据。

根据病史进行简单的检查，如全血细胞计数、寻找贫血证据、前列腺特异性抗原或肝功能测试和胸部 X 线可能会有帮助，但关键的检查是脊柱影像学以确定脊柱病变的性质和水平。MRI 是首选的技术，应该对 T_8 及以上脊柱进行成像。这将决定进一步的检查和治疗，需要立即做。

潜在疾病过程的管理。如果发现脊髓受压，则需要紧急转入神经外科。如果没有，可能需要进行脑 MRI 检查、CSF 检查和诱发电位检查。脱髓鞘病可以用类固醇激素治疗。

特异性症状管理。可能需要疼痛控制，膀胱受累可能需要导尿。

一般性管理。由于患者不能活动，预防静脉血栓形成、压创管理和物理治疗都是需要的。长期的治疗将取决于他的脊髓综合征的病因和潜在的恢复范围。康复——包括物理治疗和职业治疗——都将是重要的，以减少他的残疾。

注意：青年患者中，更可能是脱髓鞘病或良性肿瘤；老年患者中，更可能是恶性肿瘤或退行性改变。相应地调整你的注释内容。

在紧急情况下学习神经系统检查

希望很少有读者需要这一节内容，因为他们已经通过训练学习了神经系统检查。许多学生和年轻医生在临近考试时变得焦虑；然而，他们通常比自己认为的要熟练得多。大多数人只需要一点点帮助就能取得很大进步，通常是在组织他们的思想方面。如果学生让自己陷入这种困境，通常是因为他们不愿意去做他们觉得不能完成的事情。

框 29.4　回答框 29.2 中有关患者检查和治疗的问题

问题：你将如何检查和治疗这个患者？

我会首先回顾病史，确定病情的起病，及任何可能的相关问题（如排尿症状、直立性低血压症状或记忆问题），并找出患者在日常活动中怎样受到影响，因为这将指导治疗。检查可能会提供其他有用的线索；记忆问题与弥漫性路易体病相关，核上性麻痹与进行性核上性麻痹（PSP）相关。帕金森病的诊断主要是临床诊断，通常不需要进一步的检查。在较年轻的患者中，铜的检查可以考虑排除 Wilson 病。

*潜在疾病过程的管理。*帕金森病的管理是对症性的，因为尚没有已知的治疗方法可以改变潜在的疾病过程。

*症状管理。*治疗因此是针对患者的症状，目的是尽量减少他的残疾。最初，可以尝试较温和的药物（如司来吉兰）。如果患者是右利手，很可能需要进入下一阶段，通常是左旋多巴，联合多巴脱羧酶抑制剂，根据症状改善程度滴定剂量；多巴胺激动剂（如罗匹尼罗或普拉克索）也是可选择的药物，但因为它们可能触发冲动控制障碍而往往需要避免。

*一般性管理包括长程治疗策略。*帕金森病管理的总体策略是使用尽可能少的药物，将疾病的影响减到最小，以尽量最小化不良反应（尽管用量要根据需要）。患者需要了解他的病情来参与管理决策，因此需要得到适当的信息。物理治疗和职业治疗有助于维持功能和独立性。手术可以用于疾病后期的一些患者。

然而，有时人们确实会发现自己陷入困境。下周就要考试了，所以不可能做好充分的准备。如果是这样，你需要做的是：

- 找一个或多个朋友做考试搭档，一起学习。
- 这本书买两本（或更多）。
- 给每个朋友一本，从头到尾读一遍（一个晚上）。
- 在你搭档的注视下，在一个正常的个体（一个自愿的患者或另一个朋友）练习检查，他会评判你做的内容。观察你的同伴，并对他的检查做出评论。

- 开始的时候，用有限的章节来练习检查内容，用这本书来指导你。从考试中很有可能被需要的内容开始：
  - 眼：第 7 ～ 10 章。
  - 其他脑神经：第 5、6、11 ～ 14 章。
  - 运动系统：第 4、15 ～ 20 章。
  - 肢体感觉：第 21、22 章。
  - 共济与异常运动：第 23、24 章。
  - 语言：第 2 章。
- 轮流检查、观察和建议，直到你对每一章都有信心。然后练习进行标准化考试（第 28 章）。
- 尤其要练习检查眼（尤其是左眼检眼镜检查）和四肢，并专注于形成一套运动系统检查方法。
- 再读一遍书。

在熟悉了这些方法之后，现在试着去看尽可能多的有神经系统问题的患者，再次观察彼此。每次检查后，总结体征，做出综合判断和鉴别诊断，并与你的检查伙伴讨论检查和治疗，如果你能找到一个更有经验的医生更好。

患者几乎总是乐于助人。长期患有神经系统疾病的患者通常是检查专家，而且通常特别有帮助。

在不看患者的时候，练习描述假想患有典型疾病的患者的身体检查结果，并与你的检查伙伴讨论他们的检查和治疗。

深入阅读书目和参考文献

本书提到的神经系统疾病的进一步信息，可从下文列出的标准教科书中获得。

小型神经病学教科书

Fuller G，Manford M：*Neurology：an illustrated colour text*，ed 3，Edinburgh，2010，Churchill Livingstone.

Lindsay KW，Bone I，Fuller G：*Neurology and neurosurgery illustrated*. ed 5，Edinburgh，2010，Churchill Livingstone.

大型神经病学教科书

Clarke C，Howard R，Rossor M，Shorvon SD：*Neurology：a Queen Square textbook*，ed 2，Oxford，2016，Wiley-Blackwell.

Ropper AH，Samuels MA，Klein JP：*Adam and Victor's principles of neurology*，ed 10，New York，2014，McGraw-Hill.

参考资源

O'Brien M：*Aids to the examination of the peripheral nervous system*，ed 5 revised，Edinburgh，2010，WB Saunders.

Crossman AR，Neary D：*Neuroanatomy：an illustrated colour text*，ed 5，Edinburgh，2014，Elsevier.

全身性检查

Innes JA，Dover AR，Fairhurst K：*Macleod's clinical examination*，ed 14，Edinburgh，2018，Elsevier.

索引

A

Argyll-Robertson 瞳孔　60
Arnold-Chiari 畸形　103
阿尔茨海默病　39

B

Babinski 征　166
Battle 征　234
Bell 现象　107
Broca 失语　13，17
Brown-Séquard 综合征　170，189，255
Brudzinski 征　214
不稳步态　41

C

Chaddock 反射　166
Charcot-Marie-Tooth 病　173，255
Creutzfeldt-Jakob 病（克-雅病）　210
侧视中枢　89
陈-施（Cheyne-Stokes）呼吸　229-230
痴呆　28
抽动　206
抽动-秽语综合征　209
抽象思维　29，33
传导性耳聋　115
传导性失语　13，17

D

定向力　31
短小步态　41-42，45
多发性肌炎　126
多发性硬化　40，45-46，49-50，60，70，98-99，103，255
多系统萎缩　208，223，253

E

额颞叶痴呆　39-40
额叶释放征　24
耳硬化症　115

F

发声困难　14
辐辏　88，93
腹壁反射　164

G

感觉忽视　187

感觉失认 36
感觉性共济失调步态 45
感觉性失语 13
感情迟钝 25
感音神经性耳聋 115
肛门反射 213
跟-胫试验 196，198
跟踪 88，92
共济失调步态 41
钩回疝 228，239
构音障碍 14
骨导 114
关节位置觉 175，183
观念性失用 39
观念运动性失用 39
管状视野 68，70

H

Hallpike 试验 117
Holmes-Adie 瞳孔 60
Hoover 征 174，218
Horner 综合征 57-58，60，223
Huntington 病 39，46，208
后部皮质萎缩 40
踝反射 161
慌张步态 42
黄斑回避 67，71
霍纳（Horner）综合征 222

J

肌强直 134-135
肌束震颤 130，167
肌无力性构音障碍 22
肌营养不良 172，216
肌张力障碍 134，201，209
肌阵挛 206
肌阵挛性癫痫 210
畸形步态 46
吉兰-巴雷综合征 98，109，173，194，216，223
急性精神混乱状态 27
脊髓半切综合征（Brown-Séquard 综合征） 252
脊髓空洞症 113，121，194
脊髓痨 47
脊髓亚急性联合变性 194
记忆障碍综合征 27
剪刀步态 45
睑退缩 57
焦虑状态 28
进行性核上性麻痹 99，208，253，258
经皮质感觉性失语 14，17
经皮质运动性失语 14，17
精神病性抑郁症 28
精神分裂症 28
精神状态 23
颈静脉孔综合征 50
颈强直 213
痉挛性构音障碍 21
静止性震颤 206，208
静坐不能 201
噘嘴反射 211

K

Kernig 征 214

Korsakoff 精神病 40
克–雅病（Creutzfeldt-Jakob 病） 40
空间感知力 29，34
恐惧症 28
叩击性肌强直 134
快速重复运动 207

L

Lambert-Eaton 综合征 172
Lhermitte 现象 217
冷热试验 116-117
两点辨别觉 187
硫胺素缺乏 40
轮替运动 196，198

M

Marcus Gunn 瞳孔 60
Miller-Fisher 综合征 98
马尾综合征 194
梅尼埃病 104，115，117
弥漫性路易体病 39
棉絮状渗出斑 83
面–肩–肱型肌营养不良 109，126
名词性失语 13
命名性失语 13，17

N

脑脓肿 40
内侧纵束 89

O

Oppenheim 反射 166

P

帕金森病 45，255
帕金森步态 41-42，45
帕金森综合征 207
皮节 181
偏身投掷症 201，206，208
偏瘫步态 41，46
扑翼样震颤 202，206

Q

气导 114
前庭神经元炎 104，117
前庭–眼反射 88，93，219
强迫状态 28
强直性肌营养不良 109，126，255
轻触觉 175，185
情感淡漠 24
躯体感知觉 29，35

R

Ramsay Hunt 综合征 109
Rinne 试验 114
Romberg 测试 41
Romberg 试验 46，184
人格障碍 29

S

Steele-Richardson 综合征 99，208
Sydenham 舞蹈症 208
三叉神经痛 113
扫视 88，93
上睑下垂 57

少动-强直综合征　207
失用　36
失用步态　46
失语　12，17
视动性眼震　101
视觉　29，35
视力　55，73
视盘水肿　76-77，85
视盘炎　76-77，85
视野　55，57
视野缺损　68
手足徐动症　201，206
甩头试验　219
双相抑郁症　28

T

Tinel 试验　217
糖原贮积病　172
特发性震颤　208
提睾反射　212
瞳孔　54
痛性步态　46
头脉冲试验　116
突眼　57-58

W

Weber 试验　115
Wernicke 脑病　103，239，243
Wernicke 失语　13，17
Wilson 病　208，253，258
完全性失语　17
妄想　26
温度觉　175，186
舞蹈症　201，206

X

膝反射　160
下运动神经元性构音障碍　22
相对性瞳孔传入缺陷　60
小脑性共济失调步态　45
小脑性构音障碍　22
斜方肌　125-126
斜视性眼阵挛　104
胸锁乳突肌　125-126
嗅觉丧失　53

Y

鸭步步态　45
眼球浮动　104
眼球内陷　57-58
眼球震颤　94，100
摇头试验　215
抑郁症　28
隐性斜视　91-92
硬性渗出　83
原发性震颤　121
运动神经元病　109，121，124，128，216，255
运动性失语　13
运动障碍　201

Z

谵妄　27，241
掌-颏反射　211
针刺觉　175，184
振动觉　175，182

震颤　205
正常压力脑积水　46
跖反射　165
指-鼻试验　195，198，206
指反射　160
痣　83
中央疝　229，239
重症肌无力　58，109，172，216
注意力　29，31
抓握反射　212
转换障碍　24，28
锥体外系性构音障碍　22